农村家庭医生签约服务
质量评价及对策研究

主　编　钱东福　兰　青

科学出版社

北　京

内 容 简 介

　　本书系统梳理了家庭医生签约服务质量改进的理论内涵与分析框架，并以农村老年人、农村基层医务人员为研究对象，深入剖析了农村家庭医生签约服务的质量差距、问题根源及影响因素。在此基础上，构建了农村家庭医生签约服务质量差距模型，并开发了相应的服务质量评价量表。通过追踪评价与比较分析，提出了基于循证的农村老年人家庭医生签约服务质量改进思路、具体内容及实施策略，为促进农村家庭医生签约服务的健康、可持续发展及分级诊疗的落实提供了理论依据和决策参考。

　　本书不仅适合基层卫生服务领域的研究人员、研究生及本科生阅读，也可为从事卫生管理实践的工作人员提供有益的借鉴。

图书在版编目（CIP）数据

农村家庭医生签约服务质量评价及对策研究 / 钱东福，兰青主编. 北京：科学出版社，2025. 3. ISBN 978-7-03-081412-8

Ⅰ. R499

中国国家版本馆 CIP 数据核字第 2025AA8115 号

责任编辑：马晓伟　凌　玮 / 责任校对：张小霞
责任印制：肖　兴 / 封面设计：龙　岩

科学出版社 出版
北京东黄城根北街 16 号
邮政编码：100717
http://www.sciencep.com

北京中石油彩色印刷有限责任公司印刷
科学出版社发行　各地新华书店经销
*
2025 年 3 月第　一　版　　开本：720×1000　1/16
2025 年 3 月第一次印刷　　印张：12 1/4
字数：235 000
定价：**88.00 元**
（如有印装质量问题，我社负责调换）

《农村家庭医生签约服务质量评价及对策研究》
编 写 名 单

主　编　钱东福　兰　青

副主编　刘雪仪

编　者　（按姓氏笔画排序）

　　　　　王媚楠　兰　青　刘雪仪

　　　　　吴　怡　赵盼盼　钱东福

　　　　　韩相如

前　　言

家庭医生制被世界卫生组织（WHO）称为"最经济、最适宜"的医疗卫生保健服务模式，家庭医生是居民健康的最佳守门人。开展家庭医生签约服务是落实综合、连续健康管理服务的重要形式，是我国医改中的一项重要举措，对于实现基层首诊、分级诊疗及转变医疗卫生服务模式具有重要意义。我国对于家庭医生签约服务的研究以理论探讨、现状描述或横断面调查分析为主，不仅缺乏连续追踪调查研究，也缺乏从质量视角对家庭医生签约服务进行深入、全面的系统研究。农村家庭医生签约服务质量差距、存在的问题、影响因素、作用机制等方面更缺乏相应追踪评价和多维度、全面分析的实证研究。因此，本书开展基于服务质量差距模型的农村家庭医生签约服务质量追踪评价，深入发掘签约服务的质量现状、存在问题与原因，从而探寻相应的改进策略。全书结构安排如下。

第一，介绍本书研究背景、研究意义、研究目的与内容，回顾分析有关研究进展，介绍阐明有关理论基础和研究方法。

第二，以 5GAP 模型（服务质量差距模型）为指导，构建基于差距补救的家庭医生签约服务质量评价与改进分析框架。通过国内外文献分析，研制了农村家庭医生签约服务质量评价量表，具体包括可及性、横向连续性、纵向连续性、综合性、技术性、经济性 6 个维度 24 个条目。开展第一次现场调查，综合评估样本地区家庭医生签约服务的质量和家庭医生签约服务模式下农村基层医务人员的工作现状。

第三，开展农村家庭医生签约服务质量评价的追踪调查，全面评估样本抽取地区家庭医生签约服务的质量，并从需方视角具体分析老年慢性病患者的卫生服务利用情况和健康行为现状及其影响因素，为深入推进家庭医生制度提供理论和实证。

第四，开展家庭医生服务质量差距弥补策略研究，系统归纳上述理论和实证研究结果，剖析当前农村老年人家庭医生签约服务质量差距及其原因。基于差距弥补视角，探究改进农村家庭医生签约服务质量的思路，尤其是完善服务提供的内容与规范、家庭医生绩效考核与激励、签约居民的认知与期望等方面的具体策略，提出系统的优化方案、实施路径与对策建议。

本书综合运用服务质量差距模型、因子分析、双重差分模型、Logistic 回归分析、IPA（重要性-表现程度）分析等定性与定量方法进行系统研究。本书中的研究将现状调查与追踪评价研究、系统评价与深入分析、理论与实证研究结合，在研究内容、方法和视角上均具有一定的特色和创新性。

本书的研究工作得到了国家自然科学基金面上项目"基于服务质量差距模型的农村家庭医生签约服务质量追踪评价与改进策略研究"（项目编号 71874085）的资助，该项目对本书的构思和研究内容实施给予了巨大的支持。

本书在研究分析、数据收集过程中得到了调查现场有关医疗机构与人员及相关专家的大力支持。同时，南京医科大学数智技术与健康治理实验室、江苏省健康研究院、医政学院何小菁、林振平、王屹亭、刘汝刚老师和吴佳琪、郭雨佳等研究生，分别协助完成了调查工具开发、现场调查开展等工作。正是由于大家的细致耐心与辛勤付出，本书才得以顺利完成。另外，本书在成文过程中，还参阅了大量专家和学者的研究成果，在这里一并表示衷心的感谢。

农村家庭医生签约服务质量评价是一个较新的领域，相关研究仍处于探索阶段，加之编者水平和能力所限，本书难免存在不足之处，恳请读者批评指正。

编　者

2024 年 9 月

目　　录

第一章　绪　　论

一、农村家庭医生签约服务质量评价的研究背景

　　家庭医生制被世界卫生组织（WHO）称为"最经济、最适宜"的医疗卫生保健服务模式，家庭医生是居民健康的最佳守门人。开展家庭医生签约服务是落实综合、连续健康管理服务的重要实现形式，是我国医改中的一项重要举措，对于实现基层首诊、分级诊疗，转变医疗卫生服务模式具有重要意义。2016年《关于印发推进家庭医生签约服务指导意见》提出"到2020年，力争将签约服务扩大到全人群，形成长期稳定的契约服务关系，基本实现家庭医生签约服务制度的全覆盖"。2016年底《"十三五"卫生与健康规划》进一步强调"发挥全科医生（家庭医生）的居民健康'守门人'作用，实施家庭医生签约服务制度"。2017年12月15日有关"我国超过5亿人有家庭医生"的报道遭到网民质疑，2017年12月20日，国家卫生和计划生育委员会基层司有关负责人回应指出："全国签约人数已完成任务目标，但签约服务的推进还不平衡、服务质量仍有待提高"，"签约服务质量不高，一些基层医疗卫生机构向居民提供的签约服务针对性不强，以居民健康需求为导向的个性化签约服务不足，居民获得感不强"。2018年1月14日国务院办公厅《关于改革完善全科医生培养与使用激励机制的意见》（国办发〔2018〕3号）明确指出"加强签约服务质量考核，考核结果与家庭医生团队的签约服务收入挂钩，确保签约服务质量"。重要的不是签约服务率，而主要是服务质量、效果。尽管各地在政策指导下，积极探索家庭医生签约服务模式，取得了一定的成效，但目前存在"签而不约"、签约服务质量不高、家庭医生数量不足等问题。特别是在一些农村地区，签约形式大于签约内容、签约质量低下是较普遍和突出的问题。因此，如何评估现有农村家庭医生签约服务的质量差距，发现其问题、困难与影响因素，如何在现有人才、资源基础上，确保和改进家庭医生签约服务质量是实现签约服务工作健康、有效、可持续发展的一个特别突出且关键的问题。

　　自2012年医改重大专项农村卫生项目培训开展以来，我国各地初步探索乡村医生签约服务，随后推广实施家庭医生签约服务工作。2013年，江苏省盐城市大丰区、江西省南昌市新建区、山西省晋源区等15个县（市、区）被遴选为全国首

批农村乡村医生签约服务试点县 2016 年国家提出在 200 个公立医院综合改革试点地区开展家庭医生签约服务。据统计，截至 2017 年 11 月底，全国 95%以上的城市开展了家庭医生签约服务工作，完成了一般人群签约率和重点人群签约率分别为 30%、60%的医改工作目标。

通过对农村老年慢性病患者就医行为的调查研究发现，许多农村老年慢性病患者对乡村卫生服务质量的认同度不高，这是其直接选择到大医院就诊的主要原因。改进家庭医生签约服务质量是提升基层医疗卫生服务能力的重要内容，对基层卫生发展的重要性不言而喻。如何改进家庭医生签约服务质量是特别需要关注和研究的问题。根据国家医改要求，老年人是家庭医生签约服务的重点人群之一，并且，相较于城市而言，农村老年人口占比更大，医疗卫生资源更少，老年人口的医疗卫生服务需求与医疗卫生供给之间的矛盾更为突出。因此，本书以农村 60 周岁及以上老年人为研究对象，基于服务质量差距模型开展农村家庭医生签约服务质量追踪评价，深入发掘签约服务质量的现状、存在问题与原因，从而探寻相应的改进策略。

二、农村家庭医生签约服务质量评价的研究意义

农村家庭医生签约服务质量评价研究的理论和实际应用价值主要体现在以下几方面。

（1）有利于指导和促进各地农村家庭医生签约服务的发展与完善，各地开展的有关实践探索凸显了本研究的重要性、紧迫性。目前，各地也迫切需要科学的、详细的理论与实践指导。本研究切合现实需要，可为推动农村家庭医生签约提供实证参考依据。

（2）通过对家庭医生签约服务开展追踪评价，本研究结果可以为动态衡量农村老年人家庭医生服务质量提供参考，还可以对整个农村家庭医生签约服务工作起到监测和反馈作用，有助于为卫生行政部门完善相关政策措施提供依据。

（3）服务质量是家庭医生签约服务的生命线。本研究基于服务质量差距模型分析农村老年人家庭医生签约服务情况，有利于改进农村家庭医生签约服务质量，提高服务效果，促进农村家庭医生签约服务健康、有效、可持续发展。

总之，改进农村家庭医生签约服务质量，对于促进分级诊疗制度落实、提升农村基层卫生服务效果具有重要意义。本研究可为政府制定相关完善方案、促进签约服务提质增效提供重要参考依据，具有较好的理论意义和实践应用价值。

三、农村家庭医生签约服务质量评价的研究目的

本研究以农村 60 周岁及以上老年人为研究对象,通过深入分析和挖掘农村家庭医生签约服务质量差距、问题根源和影响因素,探寻适合我国国情的农村家庭医生签约服务质量改进的理论机制与分析框架,构建农村家庭医生签约服务质量差距模型,研制基于服务差距模型的农村家庭医生签约服务质量评价量表,并通过追踪评价、比较分析,形成基于循证的农村家庭医生签约服务质量的改进思路、内容和具体实施策略,为促进农村家庭医生签约服务的健康、可持续发展,促进分级诊疗的实施提供理论参考和决策依据。具体的研究目标如下。

(1)阐明家庭医生签约服务质量的构成要素、相互作用机制及相应的理论与国际经验,从服务功能目标、提供内容与方式、需求、差距弥补及配套机制等多维角度探寻农村家庭医生签约服务质量改进的理论机制,阐明相应的理论分析框架。

(2)根据服务质量差距模型理论与方法及农村老年人家庭医生签约服务提供情况,构建农村家庭医生签约服务质量差距模型,研制基于该模型的农村家庭医生签约服务质量评价量表,并通过不同提供内容与方式之间的追踪评价、比较分析,阐明农村家庭医生签约服务质量差距特点、表现状态、深层次因素与影响机制。

(3)在综合上述理论和实证研究的基础上,探讨如何在制度设计和具体操作层面,构建适合我国农村老年人的基于循证的家庭医生签约服务质量改进思路框架、实施路径与内容,并研制系统的策略集,为促进农村家庭医生签约服务质量改进提供理论和实证依据。

四、农村家庭医生签约服务质量评价的研究内容

(一)家庭医生签约服务的相关理论

本部分在前期文献资料分析研究的基础之上,围绕我国农村老年人卫生服务需求特点,归纳总结家庭医生服务的功能、特征,从服务质量的定义、特征、构成要素等方面入手,分析服务内容与方式、服务质量差距测量等相关理论、实践与研究应用,阐述国内外学者对家庭医生服务的提供内容与方式、任务分配、服务模式、发展趋势、服务质量差距测量与弥补等方面研究的进展。

根据分级诊疗目标要求,以服务质量差距模型为指导,针对我国农村老年人,对家庭医生签约服务质量的属性和结构、功能、需求满足进行全面的分析与探讨,初步阐明改进家庭医生服务质量的理论机制与分析框架。

（二）农村家庭医生签约服务质量现状与差距模型的构建

结合上述理论研究，通过样本地区农村老年人家庭医生签约服务现状调查，了解相应的家庭医生签约服务提供的内容与方式、团队协作、工作负荷与服务质量现状，分析相应的影响因素，分析农村家庭医生签约服务质量差距的特点、形成要素及表现状态，对服务质量差距的形成过程进行全面、深入的分析与探讨。

在此基础上，构建相应的农村家庭医生签约服务质量差距模型。根据模型指导，分析农村家庭医生签约服务质量各环节差距，并研制基于服务差距模型的农村家庭医生签约服务质量评价量表，为追踪评价提供基础。

（三）农村家庭医生签约服务质量差距的追踪研究

利用已构建的农村家庭医生签约服务质量差距模型，根据签约服务提供的内容与方式，选择典型样本地区，对农村老年人家庭医生签约服务提供与需求利用进行为期 1 年的追踪调查，利用调查数据进行横向与纵向比较研究。

1. 开展农村家庭医生签约服务提供方的追踪研究　　通过代表性样本地区的跟踪研究，比较服务提供方的服务传递与服务功能（标准）要求间的差距、变化情况及原因，服务提供方的认知与服务功能（标准）要求间的差距、变化情况及原因，研究分析家庭医生签约服务提供内容（服务包）与方式、团队协作、服务提供行为特点、利益偏好及影响因素。

2. 开展家庭医生签约服务需求利用的追踪研究　　对代表性样本地区新签约、续签约、未签约的老年人（需求方），一方面回顾调查前一年住院等主要卫生服务利用情况；另一方面通过前瞻性追踪研究，获取前瞻性追踪调查数据。比较需求方（患者）的服务预期与服务感知间的差距、变化情况及原因，需求方（患者）的期望与服务提供方认知间的差距、变化情况及其原因，开展家庭医生服务对象的需求满足测量与水平分析，开展需求方（患者）方面的效果评估，如健康行为、卫生服务利用与就医行为变化、健康效应变化等，探寻需求方（患者）在接受家庭医生签约服务中遇到的服务质量问题及影响因素。

在上述纵向比较的同时进行横向比较，分析不同农村家庭医生签约服务典型地区间的服务质量差异及原因，研究分析不同服务提供内容、方式、团队协作、服务提供与利用双方的期望、感知的差异及原因，阐明服务质量应优先改进的领域。

（四）农村家庭医生签约服务质量的改进策略

总结归纳、演绎分析，完善提出我国农村老年人家庭医生签约服务质量评价与改进思路框架，特别是改进服务提供内容与方式、团队协作、激励及利用方的服务预期，利用行为与认知等方面的具体策略，从配套政策与机制方面，围绕农村老年人的家庭医生签约服务质量改进，系统地提出优化方案、实施路径与对策建议。

五、农村家庭医生签约服务质量评价的核心概念

1. 家庭医生（family physician） 其概念起源于英国。在国外，家庭医生的工作内容与工作性质等同于全科医生（general practitioner，GP）或初级卫生保健医生（primary care physician），是基层卫生服务体系的重要组成部分。

国内外不同机构或学者对家庭医生的定义，都强调家庭医生在基层社区卫生服务系统工作，且具有全科医学知识，提供连续和综合的预防、医疗及保健服务。美国家庭医疗协会（AAFP）将家庭医生定义为经过家庭医疗这种范围宽广的医学专业教育和训练，具有独特的知识、观点和技能，平等对待每一位家庭成员，无论其性别、年龄和健康问题，为其提供连续性和综合性的医疗照顾、健康维护和预防服务的医生。Reagan 等学者认为家庭医生在社区为居民提供基本医疗服务和公共卫生服务，是开展社区卫生服务工作的主体。我国 2016 年发布的《关于推进家庭医生签约服务的指导意见》规定，现阶段家庭医生主要包括基层医疗卫生机构注册全科医生（含助理医生和中医类别全科医生），以及具备能力的乡镇卫生院医师和乡村医生等，向居民提供公共卫生、基本医疗，以及约定的其他健康管理服务。

2. 服务质量 Levit 于 1972 年首次将服务质量的概念定义为服务是否能达到预设的标准。随后，不同学者或组织在不同时期从不同角度对服务质量分别定义。除 Levit 提出的概念外，对比较有代表性的服务质量定义还有：Sasser 认为服务质量是消费者对服务的满意度，服务质量取决于实际服务结果与先前服务期望的差异；Lewis 认为服务质量是将企业提供的服务与消费者期望获得的服务进行比较，从而衡量企业的服务水平能否满足顾客期望程度的工具；Gronroos 认为服务质量是一个主观认知范畴，而非客观的评估，服务质量取决于顾客期望的服务水平同实际感知的服务水平的对比；Rust & Oliver 等认为服务质量包括一个核心和三个要素，一个核心是有形产品等实际存在的事物，三个要素是服务产品、服务环境和服务传递。我国学者王健从服务质量的本质、内涵方面总结和归纳，将国外众多学者对服务质量的定义分为三类：通过服务质量感知与服务期望的对比来定义，如上述 Levit 的观点；通过服务要素的构成来定义，如上述 Rust & Oliver 的观点；通过服务的形成机制及过程来定义，如上述 Sasser 的观点。

3. 医疗服务质量 国内外对医疗服务质量的定义表述不一，但大多是基于服务质量的概念提出的。国内外研究从其本质上对医疗服务质量的定义，都涵盖了医疗服务传递过程和医疗服务结果两方面。Donabedian 提出医疗服务质量是指采

取合理的方法来实现预期目标的能力，主要包括帮助患者恢复身心健康和令患者感到满意，将医疗服务质量归为结构质量、过程质量和结果质量三个方面。美国技术评价处（Office of Technology Assessment，OTA）于 1988 年将医疗服务定义为运用现有医疗技术条件，在医疗服务提供过程中，增加患者期望的结果和减少患者非期望的结果。我国学者陈新权认为医疗服务质量以诊疗技术为核心，包括医疗设施、诊疗环境、医疗服务态度、医德医风、医疗费用等多方面的内容，是技术服务和人文服务的综合。王健认为医疗服务质量有狭义和广义之分，狭义的医疗服务质量是指医疗服务的有效性、及时性和安全性；广义的医疗服务质量不仅涵盖医疗服务的内容，还应涵盖患者或其家属的感受、医疗服务的效率、医疗服务投入产出关系及医疗服务的连续性和整体性。

4. 家庭医生签约服务质量 综合文献研究，本书将家庭医生签约服务质量界定为符合资质的家庭医生为自愿签约的居民提供主动、连续、安全、适宜、综合的医疗卫生服务和健康管理服务的质量，这种服务质量由居民对服务的感知水平与其对服务的期望水平的差异来衡量。

六、小　　结

本章介绍了开展农村家庭医生签约服务质量研究的背景，阐述了研究意义，明确了研究目的和内容，并界定了书中研究相关的核心概念。从国际和国内视角，对当前农村家庭医生签约服务质量评价的理论研究与实践探索进行了归纳总结，指出了当前农村家庭医生签约服务实施中存在的问题及现有研究的不足之处。从理论和实践应用价值视角，综合阐述了农村家庭医生签约服务质量评价研究对于促进分级诊疗制度的落实、提升农村基层卫生服务的效果等具有重要意义。此外，本章还阐述了开展本研究的具体目标，并结合相关研究方法，呈现了各研究内容。最后，通过文献回顾，界定了书中研究相关的核心概念。

第二章　家庭医生签约服务质量的研究进展

一、家庭医生制度推行现状

二十世纪七八十年代，家庭医生服务在英国、古巴及丹麦等国家被逐渐推广。截至目前，全球有 60 多个国家和地区全面实施家庭医生制度。国外实践证明，家庭医生制度可有效优化卫生资源分配，也是缓解医患关系紧张、抑制医疗费用迅猛增长的有效途径。

在我国，自改革开放以来，卫生服务水平有了明显提升，但随着社会经济水平发展，人口老龄化、城镇化等给医药卫生事业带来诸多挑战，以大医院为核心的医疗卫生服务体制难以满足居民日益增长的对长期、连续健康服务的需求。而家庭医生签约服务在加快医疗服务模式转变、提高卫生资源配置和利用效率、优化群众就医流向、降低群众疾病经济负担、落实综合和连续健康管理服务、增强民众获得感、改善医患关系等方面优势显著，并因此逐步受到国内学术界和医疗卫生领域的认可。

在新一轮医疗体制改革中，家庭医生制度备受关注。近年来，我国在国家层面上陆续颁布了《中共中央、国务院关于深化医药卫生体制改革的意见》（2009年）、《关于建立全科医生制度的指导意见》（2011 年）、《关于推进家庭医生签约服务的指导意见》（2016 年）、《"健康中国 2030"规划纲要》（2016 年）等政策文件，以积极推动家庭医生签约服务的开展。各地也纷纷出台了家庭医生签约服务的具体政策和方法，并因地制宜地开展探索实践工作。目前，一些地区形成了各具特色的发展模式，如上海市"1+1+1"组合签约模式、福建省厦门市"三师共管"模式、江苏省盐城市大丰区"基础包+个性包"签约服务模式、浙江省杭州市医护养一体化签约服务模式等。总体上，我国家庭医生签约服务推进工作已初见成效。据报道，截至 2017 年 11 月底，全国家庭医生签约服务已覆盖 5亿人，全人群签约率达到 35%。从数字上来看，家庭医生签约服务得到了大范围的普及，实现了既定目标。

但与此同时，居民对签约家庭医生的获得感不强、认可度不高等问题不容忽视。"5 亿人有家庭医生"这一数据一经报道，引发网络争议，遭到广大网民质疑，表示数据和自身感触相差甚远。可见，家庭医生签约服务质量不高、形式大于内容、"签而不约"、"为了签约而签约"等问题广泛存在。特别是在一些农村地区，重签约数量而轻服务质量的问题较为普遍和突出。

二、国内外家庭医生服务的研究进展

（一）国外家庭医生服务的研究现状

1. 国外家庭医生模式总结 梳理各国家庭医生模式特点，总结有以下几个共同特征：①实行严格的社区首诊和双向转诊制度。患者不可略过家庭医生初步诊断和推荐这一步骤而自行前往上级医疗机构就诊。②家庭医生切实扮演健康守门人的角色，为签约居民提供质量高、可及性高、种类丰富的连续性服务，包括疾病诊疗、预防、康复和保健服务，有效提升医疗资源利用率。③基本采取预付制，并规定按照分配原则，将合理的医疗卫生费用余额部分纳入家庭医生收入进行再分配，从而使家庭医生获得与工作量对等的劳务报酬，提高工作积极性。

2. 家庭医生服务信息化研究 随着互联网的高速发展，电子医疗平台开始崭露头角，世界各国学者都将关注点集中在信息化手段是否在家庭医生服务中发挥应有效果方面。南卡罗来纳州医科大学研究指出，在实施过一段时间远程医疗和电子访问后，有90%以上的人表示经历了积极的就医体验，且大多数患者（92%）报告说，电子诊疗已取代了亲自就诊。同时还有学者认为正确合理运用电子诊疗，不仅能减少访视的次数并降低医疗保健支出，还能提高患者满意度。此外，Xiang Zhong 和 Peter Hoonakker 等认为，电子诊疗比面对面诊疗时间短，节约了家庭医生的时间成本，使用电子诊疗的患者能够了解全面、足够的诊疗信息，是一种便捷、高效的服务模式。虽然信息化手段被多位学者证实实施效果较好，但 Carek Peter 调查表明，美国范围内只有10%的家庭医生使用了此种方法，他认为报销问题是实施电子诊疗的主要障碍，这与 BishopTara 在另一篇探索内科医生与患者之间，以及电子诊疗之间的安全信息交换的研究报告提出的"缺乏报销模型是采用电子诊疗的主要障碍"结论相同。

3. 家庭医生服务能力研究 家庭医生的专业能力直接影响服务质量的问题，受到学者的广泛关注。Shanshan Liu 研究了家庭医生工作能力和稳定性，认为家庭医生团队配置、家庭医生培训和职称都会对其掌握家庭医生系统内容和能力产生影响。Ameh Pius 指出，在对家庭医生进行自我管理的测试后发现，尽管大多数初级保健医生对心血管疾病相关预防知识的回答是准确的，但很少有人能回答对"prioritising care by 10-year risk"，且对患者健康行为的指导较少，因此需要加强对初级保健医生患者咨询服务的质量培训，并提高初级保健医生心血管疾病预防保健知识水平。

除了直接关注家庭医生的专业能力，很多国外专家也注意到家庭医生在工作中的心理状况对于医疗服务质量的影响。Martina Auri Torppa 认为，家庭医生在工作中经历很多情感方面的挑战，1/5 的家庭医生经历过工作倦怠，并且他提出，社会支持和临床监督会提高家庭医生在工作中的情绪。芬兰的一项研究表明，家庭医生在工作中往往是独立决策的，因此家庭医生间缺乏沟通和合作，也缺乏与其他保健中心工作人员和二级保健专家的协作和指导，没有成为社区工作的一分子。

4. 家庭医生服务实施现状研究　Wozniak Lisa 在实证调查的基础上认为，有 2 型糖尿病和抑郁症的患者在经过初级保健护理后，情况得到改善。有学者指出，在过去 10 年中，家庭医生的业务范围在产妇保健、儿童保健和妇女健康等核心方面一直在缩小，但值得关注的是，在这种趋势下，农村家庭医生在多种临床服务中的实践范围仍然比城市家庭医生更广泛。美国家庭医学委员会报告表示，2013～2017 年，家庭医生提供的住院服务从 34.1%下降到 25.2%，有约 1/4 的家庭医生从事医院医学。研究发现，在工作相同小时数的情况下，更多家庭医生决定将其专业时间集中在门诊服务上。这一结果与疾病控制与预防中心提供的数据结果基本相同。此外，由于执勤时间、培训质量、门诊患者护理等因素会降低他们提供住院护理的能力或意愿，并且需要更好地了解患者和社区所需的服务，提供针对性的全面、适当的服务，从而带来更好的健康结果，提高服务质量。

另外也有很多学者关注家庭医生提供转诊服务的情况。Olga Szafran 研究发现，与在初级保健团队的医生相比，更多未在初级保健团队的家庭医生没有将患者进行转诊，且这种现象在城市和大都市社区都普遍存在的，也就是说家庭医生参与到初级保健团队中，有利于提高签约患者的转诊率。除此之外，Rodrigo Arcur 指出，在公共卫生保健系统中，不同级别的患者转诊服务往往会对有限的卫生资源造成挑战，以巴西为例，卫生系统中的转诊需求远超过卫生资源供给，因此他认为合理评判转诊的优先次序对卫生系统具有重要的战略意义。

（二）国内家庭医生服务的研究现状

1. 家庭医生服务模式研究　我国早期试点城市大部分都形成了具有特色的家庭医生签约服务模式。如上海等地的医疗机构组合签约模式，签约居民可在组合内自由选择就医机构，就诊享有一定的优惠政策。以北京等地为代表的社区团队服务模式，以团队形式为签约居民提供服务，保证服务连续性和全面性，有助于减少频繁更换家庭医生的情况，完善了医患双方点对点的接诊和就诊流程。以郑州等地为典型的片医负责制服务模式，即按照地图分片承包，厘定了每位家庭医生的服务覆盖面，强化家庭医生责任主体意识，推出"十进社区"的服务内容，以网格化管理的形式为片区内的居民提供医疗服务。

2. 家庭医生签约服务实施现状研究　　家庭医生签约制度要深入推进到每家每户，前提条件是居民对该项制度有一定程度的正确认知及认可度。冯俊超等通过调查发现，农村居民对签约服务的知晓率较低，意愿不强，存在"签而不约"等问题。温天郎等指出，大多数居民愿意进行签约，且签约意愿与知晓度成正比，因此应该注重宣传提高知晓率。邓茜月也在实地调研的基础上得出类似结论：居民不信任家庭医生，对其专业能力持怀疑态度等。但此种情况在逐步好转，王良晨等指出，相比于 2013 年，2016 年社区居民对家庭医生表现出更高的知晓度和签约意愿，因此应深化宣传内容，不应仅停留在知晓层面。

对于家庭医生服务利用情况，孙建波等通过实地调查发现，利用率最高的为健康咨询服务，其次为领取健康宣传材料，而健康知识讲座、健康促进及转诊服务的利用率较低，且居民对家庭医生诊疗技术水平的满意度普遍较低。王君妹则指出，利用率排第一位的是健康教育讲座，但签约居民对家庭医生服务整体满意度不高。而刘建新等对此提出了不同的结论，通过了解已签约的居民对家庭医生续签意愿发现，签约居民表示愿意继续和家庭医生签约，该部分居民认为家庭医生的确让就诊更加便捷。

对于签约服务满意度，一部分学者持乐观态度。王荣英等认为，目前居民对于家庭医生签约服务满意率较高，主要影响因素包括医生技术水平和总体服务价格等。葛高琪发现，居民对家庭医生服务态度评价很高，对于药品价格和种类也表示可以满足需求，但表示家庭医生技术水平还有待进一步提高，医保报销优惠力度也可更大。也有部分学者基于实地调查提出居民对家庭医生诊疗技术水平满意度较低的观点。

我国有许多关于家庭医生实施效果的研究文献，大多数关注家庭医生服务对慢性病患者的养护情况。杜雪平等通过对比实施家庭医生责任制前后居民及糖尿病患者的认知和健康行为，发现家庭医生对慢性病患者的生活质量起到了积极作用。高文娟等通过对比接受家庭医生干预和对照组行走距离等指标，发现接受干预的患者生活质量显著提高，可见家庭医生签约服务对于慢性病患者健康管理成效显著。另有学者发现通过建立健康档案、入户访视、进行健康教育，可以明显提高老年高血压患者服药依从性，使其血压得到更好的控制。此外林盛强等也得出家庭医生服务能提升患者血压、血糖控制效果的结论。

除了签约服务需方，也有不少学者关注签约服务供方的情况。杨阳等对广州市社区卫生服务中心的医务人员发现，近 50% 的员工认为推行家庭医生制度存在阻碍，认为该制度增加了其工作压力，但收入没有相应得到提高。不同岗位医务人员对家庭医生服务的认知存在差异。不同工龄、不同培训情况的员工对家庭医生服务的了解程度不同。马天娇则调查了长春市社区部分医务工作者的满意度，发现总体得分一般，其中福利薪酬是员工最不满意的因素，其次为工作条件和职业发展，因此他建议要充分考虑员工的实际需求，完善薪酬分配体系，以提高医务人员工作积极性。

3. 实施效果及评价指标体系研究　为构建量化考评指标体系，从而更好地规范家庭医生工作，提高服务质量，徐蕾等通过对相关领域专家的咨询和讨论，形成了一套具有一定权威性和实操性的考核指标体系。田常俊首创基于患者感知的测量工具，并在河南实证研究以验证信效度，形成了基于患者体验的医疗服务质量概念模型。胡俊峰等通过专题小组讨论及 Delphi 法，从签约状况、基本医疗、公共卫生服务和满意度 4 个维度、14 个二级指标综合考评，形成家庭医生岗位绩效考评指标体系。朱颖等主要分析了平衡计分卡和有效工时制在家庭医生制度绩效管理体系中的应用，从经济、质量和综合三方面建立绩效考核组织，对编制的考核指标进行详细的内容和次数规定，并运用到宁波市的实践研究中，得出此绩效考核工具有助于提高服务效率、减少医生趋利行为的结论。

（三）家庭医生服务签约服务的政策要点梳理

2013 年国家卫生和计划生育委员会出台《关于开展乡村医生签约服务试点的指导意见》，明确要在农村地区探索开展乡村医生签约服务试点工作，初步形成家庭医生签约服务政策框架并在部分地区进行试点推行。但因缺少实践经验和案例参考，各地区对如何推行家庭医生签约服务以助力分级诊疗还没有一个清晰而全面的认识，未能形成完备的可操作性方案。

此后，国家从 2016 年开始相继出台多项文件，对这一政策框架进行具体内容的填补。这些文件在延续家庭医生签约服务政策的同时，也对服务目标、服务内容、服务形式、收付费等方面进行了细化、延伸和创新。

2016 年，国务院医改办颁布《关于印发推进家庭医生签约服务指导意见的通知》（国医改办发〔2016〕1 号），对家庭医生签约服务政策的总体思路和主要目标进行了阐释，明确家庭医生是签约服务第一责任人，签约各主体责任、权利及义务通过签订服务协议进行明确，以团队服务形式为签约对象提供基本医疗、公共卫生在内的基础性服务和约定的个性化健康管理服务。还对收付费机制、签约服务激励机制、绩效考核和组织实施进行了总体制度框架的构建，力求促进基本医疗服务均等化，提高居民对基层服务的利用并起到控费作用。

2017 年对 2016 年政策文件进行了补充和进一步细化。强调在实现签约覆盖率达标的基础上更要确保服务质量和效果，注重居民的获得感。在服务内容方面，在 2016 年明确的服务项目基础上，以优先预约转诊、转诊绿色通道、慢性病长处方等服务为抓手，切实满足居民多样化健康服务需求。在服务价格方面，指出要合理明确服务费，发挥医保基金支撑作用。在其他方面，在 2016 年继续完善激励机制、督导与监测评价和组织领导建设的基础上，提出要加强基层服务能力建设，强化签约服务信息化的支持，加大政策宣传。

2018～2019 年国家层面继续大力推行家庭医生签约制度，肯定了前期工作的成效，要求继续巩固成果，并强调在稳步扩大签约覆盖率外要注重签约服务质量和居民感受度。其中，2018 年发布的《关于规范家庭医生签约服务管理的指导意见》（国卫基层发〔2018〕35 号）对之前政策文件中较为零散和不全面的内容进行了非常细致的补充、归纳及规范，并对家庭医生签约服务提出了要提质增效的高要求。服务供需主体方面，准确界定了签约服务提供主体、签约服务对象的内涵、责任与义务。服务内容方面，将家庭医生职责范围并归为十二大类（基本医疗服务、公共卫生服务、优先预约服务、优先转诊服务、健康管理服务、健康教育与咨询服务、出诊服务、药品配送与用药指导服务、长期处方服务、中医药"治未病"服务等），并鼓励各地因地制宜开展其他服务。

从上述政策文件内容来看，加快转变医疗服务模式，提高基层卫生资源利用率，优化居民就诊流向，维护居民生命质量并降低居民的疾病经济负担，是推行家庭医生服务制度贯穿始终的核心目标。

三、国内外服务质量评价的研究进展

（一）国外服务质量评价的研究现状

国内外对服务质量评价的理论模型与方法一般是建立在顾客感知服务质量和服务质量差距分析的基础上。瑞典著名服务市场营销学专家格鲁诺斯于 20 世纪 80 年代初提出顾客感知服务质量模型，该模型将服务质量分为技术质量和功能质量，认为服务质量是一种顾客感知，受顾客对服务的期望和实际感知的影响。美国学者 Parasuraman、Zathamal 和 Berry（简称 PZB）于 1985 年提出服务质量差距模型，服务质量问题产生的原因被划分为 5 个差距：①认识差距，即顾客的期望与组织的管理者对这些期望的认识之间的差距；②制定标准差距，即管理者对顾客的期望的理解与所制定的服务质量标准之间的差距；③服务绩效差距，即服务质量标准与员工实际提供的服务之间的差距；④服务传递差距，即实际提供的服务与顾客实际感受的服务之间的差距；⑤质量差距，即顾客实际感知与期望之间的差距，这是该模型的核心。1988 年 PZB 研制出服务质量量化评价的 SERVQUAL 量表，该量表涵盖有形性、可靠性、响应性、保证性和移情性 5 个维度的质量要素，共计 22 个条目。Cronin 和 Taylor 在 SERVQUAL 模型的基础上优化并构建了 SERVPERF 量表。Brown、Churchill 和 Peter 也对 SERVQUAL 量表继续修正，提出"非差异法"（non-difference）。此外，国内外还有很多可用于评价服务质量的具体方法，如主成分分析和因子分析法、IPA（importance-performance analysis）

分析法、概率模型、加权绩效评价方法、归因模式、关键事件技术、指标树法、AHP 法、模糊评价法、神经网络、灰色关联度、D-S 证据理论、物元法等方法。

基于上述多种质量评价理论与方法，国外学者对众多领域的服务质量评价开展实证应用研究，其中 PZB 的服务质量差距模型和 SERVQUAL 量表是当前服务质量评价中借鉴较多、发展比较成熟的理论和方法。Yu-Cheng Lee 等在服务质量差距模型基础上进行修正，提出用于从顾客、员工和管理者的观点来识别和分析服务差距的 HOLSERV 模型，该模型沿用了 PZB 五差距模型的差距 1 和差距 5 修正提出差距 8 至差距 10，并认为这 5 个差距维度间存在函数关系：差距 5=差距 1+差距 8+差距 9+差距 10。其中，差距 8 是管理人员对客户期望的感知与服务人员对管理感知的感知之间的差异；差距 9 是服务人员对管理感知的感知和服务交付之间的差异；差距 10 是服务提供和感知服务之间的差异。在医疗卫生服务领域，Al Fraihi 等运用服务质量差距模型，以问卷形式调查了一家医院门诊区等待患者对医疗服务的期望和感知情况，通过验证性因子分析、独立和配对 t 检验以及单因素方差分析，结果表明模型是有效可靠的，5 个评价维度都存在感知与期望的差距，且性别、年龄、教育程度、多次访问等因素和服务质量维度之间存在显著相关性。Dopeykar 等利用 SERVQUAL 工具，从 5 个维度测量伊朗某军事专科牙科诊所患者的感知和期望服务质量差距，认为诊所管理者应当提高各维度的服务质量，特别是响应性和移情性。

（二）我国服务质量评价的研究现状

在我国，服务质量差距模型和 SERVQUAL 量表也是推广应用较多的评价理论和工具。例如，李倩建立了某旅游企业服务质量综合差距模型，以问卷调查形式考察了管理者、一线员工和游客，认为沟通不畅是引起服务质量差距的一大原因。蒋品雨结合银行电商平台特点，从可靠性、网站设计及美观性、安全及隐私性、关怀性和关联性这 5 个维度测度了工行电商平台"融 e 购"的服务质量状况。在医疗卫生领域，Fan Li-hua 等基于 SERVQUAL 的 5 个维度，调查了中国 15 个省的医院的患者感知，采用配对 t 检验和二元 Logistic 回归分析方法，分析结果表明患者对服务质量的感知低于他们的期望。翟运开等结合服务差距模型和远程医疗服务质量的影响因素，构建远程医疗服务质量差距模型，并通过对问卷调查数据的分析，得出远程医疗服务质量的关键影响因素及其重要性排序依次为响应性、远程医疗设施、医务人员态度、远程医疗收费、安全性、异议处理、医务人员水平。通过文献检索，发现在医疗卫生服务领域中，学者们大多采用 SERVQUAL 来测量 5 个维度差距，而全面综合定量测量 PZB 5 个维度差距的研究鲜有报道，且尚未发现将服务质量五差距模型与家庭医生服务质量相结合以构建家庭医生服务质量评价指标体系的研究。

四、家庭医生服务质量评价的研究进展

（一）国外家庭医生服务质量评价的研究现状

国外学者对家庭医生服务（全科医生服务/社区卫生服务/初级卫生保健服务）的质量评价研究较多。Aparecida 等通过系统回顾巴西和国际数据库的文献，发现多种经过验证的初级卫生保健评价工具，如世界卫生组织初级卫生保健评价工具（the WHO primary care assessment tool，PCET）、初级卫生保健提供者 ADHD 问卷（the ADHD questionnaire for primary care providers，AQ-PCP）、全科评价问卷（the general practice assessment questionnaire，GPAQ）、初级卫生保健软件（primary health care software，PACOTAPS）、初级卫生保健评价工具（primary care assessment tool，PCAT）等，且该研究显示，PCAT 是评价初级医疗保健服务最合适的工具。PCAT 由霍普金斯基本医疗政策研究中心开发而成，不少学者基于 PCAT 进行了理论分析和实证研究，甚至形成了各国不同的修正应用版本。

（二）国内家庭医生服务质量评价的研究现状

在国内，自新一轮医药卫生体制改革以来，关于家庭医生服务的研究数量激增，学者们多致力于对家庭医生签约的制度设计、总结和推广国内外家庭医生服务模式研究以城市试点地区为主的区域家庭医生签约服务模式推行现状，包括需求前景分析、推行成效与瓶颈、服务绩效评价体系等，探索推行家庭医生制度的影响因素和对策建议，而从质量视角对家庭医生签约服务的定量评价研究比较少见。而在家庭医生服务质量评价方面，有学者从签约居民满意度方面反映家庭医生签约服务质量和效果；也有部分学者对家庭医生签约服务质量评价指标体系进行理论和实证方面的研究，如李辉等根据家庭医生服务质量内涵的全面性和不同医疗服务内容的相通性，将家庭医生服务质量评价指标分类为服务效率和效益指标、服务质量控制指标、服务满意度指标；李科平从家庭医生工作内容、工作流程、工作支持三个维度构建家庭医生制服务模式下家庭医生工作评价指标体系，并分别采用综合指数法和加权 TOPSIS 法对上海市家庭医生服务模式工作进行评价，验证了所构建指标体系的合理性；林滢宇等基于 PCAT 量表，从首诊、持续性、协调性、综合性、以社区为导向五个维度调查评价了深圳市高血压患者对社区卫生服务质量的评价。总体来说，国内已有的研究对于家庭医生服务质量的评价体系与指标体系尚未达成共识。

五、国内外慢性病患者的健康行为研究

（一）国外慢性病患者的健康行为研究

1. 国际慢性病患者健康行为现状　　国外针对健康行为的研究开展较早，对健康相关行为比较重视，近些年更是拓展研究了特定健康相关行为和特殊人群的健康相关行为。土耳其医护人员的工作重心是临床诊疗，医护人员在人群健康促进工作方面投入时间不足，在土耳其一些中小型企业调查中发现工作者健康行为得分较低，慢性病患者的得分较低情况更需要关注。韩国的一项全国慢性肾病早期队列研究指出，韩国的慢性肾病人群体育运动时间不足，吸烟饮酒情况仍然较严重，经过队列研究证实这些危害性健康行为经过纠正、改善后对慢性肾病的发展情况有较明显的抑制效果。在 2008 年参加日本佐渡岛特殊健康检查和指导系统的一项 7565 名 40～79 岁人群队列研究中，学者发现日本慢性肾病人群健康生活方式评分较高的参加者年龄较大，同时男性群体得分较低，总体来看适当运动的健康行为水平较高，但是合理膳食的健康行为水平中等，提示慢性病人群的总体健康行为水平应当继续加强。美国针对不同人群开展了多项健康行为调查及研究促进工作，如国家健康和营养调查、国家健康调查和每年的健康相关行为调查报告等。美国开发了行为风险因素检测系统，着重关注健康行为/健康生活方式在延缓慢性病发病进程、阻碍慢性病致死等方面的作用，从而极大程度加强了慢性病人群健康行为促进工作的开展，因此美国慢性病群体健康知识认知度及健康行为水平都处于国际较高水准。

通过危险性健康相关行为来反映全球的健康行为水平更为直观。全球疾病负担研究将危险性健康相关行为的影响折合为对慢性病死亡的贡献度，发现抽烟行为每年导致 720 万人死亡，过量摄盐每年导致 410 万人死亡，体育运动不充分每年导致 160 万人死亡。

2. 国际主要健康行为理论　　20 世纪中后期开始，欧美学者便开始了对健康行为转变的理论研究，目前理论颇多，理论应用的案例数量庞大。主要理论有以下几种。

（1）跨理论模型（TTM）：认为个人的健康行为转变是一个渐进过程，个人行为的转变包括无打算改变、打算改变、准备、行动、保持、中止六个阶段。这六个阶段可能不断反复，因此行为转变的进展不一定呈线性。目前跨理论模型的应用存在一定局限性，其行为改变阶段的划分存在随意性，同时在儿童药物滥用的基础预防方面应用效果不佳。

（2）社会认知理论（SCT）：说明了人的主观能动性与环境的相互作用产生了个人和社会变革，有计划的健康保护和公共卫生促进是这种变革最好的佐证。

该理论有两个概念，自我效能和观察学习或模仿。社会认知理论主要应用于社区人群慢性疾病的干预管理中，主要代表有加利福尼亚的心脏病预防管理和芬兰的"北卡累利阿"案例。美国从 2000 年开始将此理论应用于烟民戒烟工作，目前已经成功推广。

（3）理性行动理论（TRA）：认为行为的决定因素是行为意图，而个体对行为的态度及自身的主观规范会直接决定行为意图。

（4）计划行为理论（TPB）：是由理性行动理论发展而来，在理性行动理论的基础上加入了对行为的感知控制。该理论由美国心理学家 Ajzen 于 1985 年提出，对健康行为和行为意图有良好的解释和预测能力，且可以促使干预策略更具敏感度。

（5）信息-动机-行为技巧模型：假设健康相关的信息和技巧等对采取健康行为是必需的，充分知情的人，有采取行为的热情和能力，从而更有可能采取行为。

（6）PRECEDE-PROCEED 模型：始于 Lawrence W. Green 等于 1974 年提出的 PRECEDE 框架，又称格林公式。2005 年，格林公式得到了进一步完善，其对个体的行为干预过程包括三方面，即全面评估、干预实施、系统评价。

（7）健康信念模式（HBM）：是以理论为基础的健康行为研究，HBM 理论认为个体可根据感知采取某行为所带来的益处和所面临的困难的对比成本分析及促成行为的因素分析产生行为。

（8）保护动机理论（PMT）：是由 Rogers 等于 1975 年在健康信念理论基础上建立，包含信息源、认知中介和应对模式三部分。信息源包括个人、环境因素，认知中介包括威胁评估和应对评估，威胁评估主要包括严重性、易感性、内部回报和外部回报，应对评估主要包括自我效能、反应效能和反应成本。个体根据认知中介产生应对模式（行为）。Ronald 等学者发现保护动机理论在糖尿病患者管理中，能有力解释患者进行康复性体育运动的行为意向，其反应效能和自我效能是糖尿病管理效果影响因素的重要方面。

（二）国内家庭医生签约服务促进慢性病患者健康行为现状

随着我国社会人口老龄化和慢性病患病、发病致死等情况的恶化，越来越多的社会学界、卫生管理学界学者投入到慢性病患者健康行为研究中，不少学者对我国慢性病人群的健康行为现状进行了现状描述和地区、年龄、性别、文化水平等人口学资料的差异化分析，探索总结了我国慢性病人群的健康行为总体水平及其特点。我国的慢性病患者健康行为水平也在逐步提升，慢性病患者健康行为的促进工作也在稳健开展。

1. 家庭医生签约服务下慢性病患者健康行为的总体水平　包思敏指出我国

慢性病患者总体健康行为管理有待加强，健康行为水平仍需要提升。慢性病患者健康行为是慢性病自我管理的重要组成部分，需要每天进行，但我国慢性病患者基数大、分布分散，患者的健康知识、健康素养水平较低，患者的自我管理依从性差。近几年大规模推行家庭医生签约制度，其服务团队的健康教育、健康指导等工作的开展促进了慢性病患者健康素养的提升，但是目前全科医生人数的缺少及专业技能的不足，导致医患互动不到位，未建立起长期有效的健康行为管理，相关工作效果欠佳。孟凯在中老年慢性病患者健康素养研究中得出结论，我国中老年慢性病患者健康素养得分较低，提示这类人群健康状况会受更多危险因素的影响，健康行为水平不足。李忠民的研究总结了我国健康素养现状，2009 年我国居民首次健康素养普查结果显示居民总体健康素养水平仅为 6.48%，总结了我国居民，尤其是慢性病人群，健康素养低下、健康行为实施水平差的现状。阎若华在对我国慢性阻塞性肺疾病患者研究中发现了慢性病人群的体育运动、合理膳食、控烟限酒等健康行为水平较低，多项健康行为采取情况较差。张周斌等对维吾尔族慢性病人群的研究也指出，维吾尔族慢性病人群健康行为水平不高，慢性病相关知识、态度和行为（KAP）得分及格率不足一半。程相东对农村老年慢性病患者的研究发现，农村老年慢性病患者健康自我管理能力处于中等水平，低于老年健康人群。汲进梅对农村居民健康生活方式研究发现，山东省农村地区居民与慢性病密切相关的一些健康生活方式，如低盐饮食、适当锻炼身体等尚未普及。2009年，卫生部公布了我国首次居民健康素养调查结果，具备健康素养的居民总体占比仅为 9.41%。我国慢性病患者的总体健康行为仍处于较低水平，合理膳食、体育运动、控烟限酒等多项健康行为的采取程度都有待提高。

2. 我国慢性病患者健康行为的特点

（1）地区性差异：我国国土广袤，各地区之间的政策、风俗、文化、经济水平等存在一定差异，城镇化水平和设施可及性有差距，这些背景决定了人群的认知、习俗存在差异。我国慢性病人群健康行为水平存在差异，东部沿海地区医疗资源丰富，基础设施完善，城镇化水平较高，慢性病人群健康认知水平略高于西部地区，健康行为水平较高。

（2）性别差异：吸烟、饮酒等危害性健康行为的执行程度与性别相关，男性慢性病患者的吸烟、饮酒人数远多于女性患者；男性患者合理膳食的总体水平略低于女性患者；男性患者的体育运动水平低于女性患者。研究提示，性别的差距带来的是身体构造、意识形态等方面的差距，会对健康行为水平有一定的影响。

（3）城乡差异：我国城市与农村的基础设施完善程度、医疗资源占有率、经济水平、教育水平等存在不同程度的差距，城市慢性病居民获得较好的健康行为指导及慢性病管理的可能性较农村居民更高，城市慢性病居民更容易选择健康的生活方式，健康行为水平一般比农村慢性病患者高。

（三）国内慢性病患者健康行为研究主要理论及其应用

随着我国《"健康中国 2030"规划纲要》《国务院关于实施健康中国行动的意见》等文件的发布，以及国家五部委针对人群健康行为水平促进和健康生活方式推行印发的《全民健康生活方式行动方案（2017—2025 年）》的要求，全国卫生部门、医疗机构及相关行业组织对健康行为促进工作的开展重视度不断提升。在家庭医生签约服务的制度背景下，家庭医生服务团队重点开展慢性病护理模式（CCM），坚持医疗卫生服务组织、自我管理支持、临床信息支持、服务提供系统支持、决策支持五位一体。学者们对慢性病患者的健康行为理论研究及应用有了进一步探索，不少促进健康行为水平提升的理论可以应用到家庭医生签约服务中，医务人员根据相关理论对慢性病患者采取相应的健康教育干预管理，能够有效提升慢性病患者健康行为水平，改善其生活方式。

为了弥补我国慢性病管理中医务人员与患者的单向教育问题和监督关系的缺失，不少学者应用行为改变理论针对护理质量的动态性、综合性为患者行为转变提供全方位指导。

1. 保护动机理论　我国研究者已经将保护动机理论应用于心血管疾病、糖尿病、癌症等慢性病患者的健康行为转变研究中，尤其是针对心血管疾病、糖尿病等患者的健康数据监测、体育运动、用药依从性等重要健康行为有较好的改进效果。保护动机理论在高血压、糖尿病等慢性病方面的应用中，研究者主要关注慢性病患者的认知中介中威胁评估和应对评估内要素的改变对行为转变的影响，而关于家庭医生签约服务后服务团队的健康指导、健康教育等信息源要素的输入情况改变研究有待进一步拓展。

2. 跨理论模型　主要认为个体的行为转变是一个连续的过程，而非多个环节相互割裂。跨理论模型关注患者的主观感受，个性化指导有利于患者的健康结果促进，故而我国越来越多的学者将跨理论模型应用到慢性病患者行为管理中。跨理论模型在我国社区慢性病健康行为干预体系构建中的应用效果显著，不仅保证了慢性病患者较高的参与率，同时为社区慢性病发病预防与疾病进程延缓构建了合理、规律的干预途径。

3. 理性行动理论　我国学者郑颖来将理性行动理论应用到痛风性肾病患者知识、态度和行为转变的研究中，验证了基于理性行动理论的健康教育模式对慢性病中痛风性肾病患者的健康行为转变具有促进作用，可帮助患者转变自身行为，对控制疾病相关指标和预防肾病急性复发方面也有特殊价值。

4. 计划行为理论　现阶段，已有大量研究证实计划行为理论在解释行动的自身影响因素方面具有科学性，国内外学者常结合直接运用法、新增变量法、模型结构法及模型结合法等共同探究行为的影响因素。瞿先国等运用此理论，结合社会心理学，探究个体健康自我管理行为的主要影响因素。黄艳等将计划行为理论应用于老年患者跌倒健康教育中，指出计划行为理论针对老年人有较好的健康行为应用效果。

5. PRECEDE-PROCEED 理论　是一个可以运用多种行为改变理论制定干预策略并取得最大干预效果的组织框架，可以为城市社区慢性病患者的健康教育提供新的研究视角和思路。付晶的研究初步证实了 PRECEDE-PROCEED 理论在社区慢性病健康干预中有一定的促进作用，同时指出该理论在慢性病人群健康行为促进研究中的适用性，但干预实施效果有待进一步研究。

6. 健康行为程式（HAPA）模型　健康行为的改变是由众多相关联的心理因素集合导致的，行为的转变或维持需要经历不同阶段，应当促使个体从行为的内在意向到行为的外在表现的有效转化。HAPA 模型是整合的阶段理论模型，现阶段在国内慢性病患者健康行为促进领域应用有待开发，在以后的研究中要注意行为阶段的划分，同时要考虑东西方文化差异，以及慢性病人群的健康基本情况等因素，鼓励学者们进一步开发 HAPA 模型在中国各类人群中的健康行为应用。

（四）有关慢性病患者健康行为影响因素的研究

健康行为本身受到自然、社会、生理遗传、心理行为等因素的影响，心理行为因素起直接作用。夏萍提出，性别、就业情况和受教育程度对健康行为有重要影响。黄小梅通过少数民族与汉族对比，指出地理位置对健康行为有一定影响。元国志进行的陕西居民健康行为影响因素研究证明了性别、就业、认知等对健康行为存在影响。何美坤指出健康行为影响因素包括社会人口学因素、个体社会认知因素（自我效能、健康信念、社会支持）、社会环境（城镇化、基础设施、媒体传播）等。

慢性病患者健康行为首先属于健康行为，会受到以上因素影响，同时也有特异性影响因素。何文雅在广州居民健康行为相关分析中提出，慢性病防治与患者的健康行为息息相关，而慢性病患者健康行为受到文化程度和慢性病相关健康知识认知度等因素的影响。刘国峰等研究了城镇化水平与慢性病及健康相关行为的关联，得出结论：不同城镇化水平对慢性病患者的健康行为影响不同。城镇化水平低可能对健康行为产生负向影响，水平高时会有促进作用。李瑞在慢性病健康促进干预研究中综述了国内外慢性病健康促进的干预策略开展情况，说明了政策干预、环境干预、信息干预对慢性病健康行为的影响作用。程相东的研究也指出慢性病患者获得的社会支持、疾病知识水平、健康知识可获得性和医务工作者的健康指导对农村老年慢性病患者的健康行为能力有影响。何永霞的研究证实了延续护理对高血压患者健康行为水平的提升有促进作用,并强调了医务人员的作用。白金文的支持体系对中高龄老年人健康运动行为的研究提示社会支持、家庭支持对慢性病患者健康行为有重要影响。

综上所述,自然、社会、经济等多方面因素会影响慢性病患者对于健康行为的认知水平,进而以患者的自我效能为中介因素,对慢性病患者的各种健康行为执行和总体水平产生影响。我国目前主要通过完善社会支持体系及推进家庭医生签约服务制度,开展人群健康教育和健康促进,加强慢性病患者的健康信念和自我效能,促进患者健康行为水平的长效提升。研究影响健康行为的主要因素,有助于家庭医生服务团队更好地将慢性病患者的个人特征与健康管理方式相结合,提高健康管理的针对性和全面性,更有效地提升患者慢性病管理效果,提升患者健康行为,改进生活方式,提升生活质量;研究家庭医生签约服务健康教育等工作的开展对慢性病患者健康行为改善的贡献,有利于加强医务人员对健康教育、健康管理等工作的认知,提高医务人员工作的获得感和积极性。

六、家庭医生签约服务下医务人员工作现状的研究进展

(一)国外家庭医生制度下初级保健医务人员工作现状

1. 工作负担研究　近年来,随着人口老龄化,以及患者对医疗保健需求的增长等多种复杂因素的影响,全科医生的工作量发生了变化,给全科医生的职业吸引力带来了挑战,国际上加强了对全科医生工作负担的研究。Hobbs 等运用电子健康记录对 2007 年 4 月至 2014 年 3 月间 398 名英国普通科门诊注册的全科医生和护士咨询数据进行了回顾性分析,评估英国初级保健系统中全科医生和执业护士的直接临床工作量,研究发现全科实践中咨询率、平均咨询时间和面向患者的临床工作量极大增加,全科医生和护士提供的初级保健服务可能已达到饱和。该研究仅探讨直接临床工作量,而没探讨间接的活动和专业职责。Morken 等通过工作时间和工作内容评估挪威全科医生的工作量,根据全科医生在与患者有关的办公室工作、行政工作、市政任务和其他专业活动上所花费的时间,分析挪威普通全科医生的工作量及其影响因素,研究发现全科医生的工作时长存在性别、年龄、雇佣形式差异,全科医生用于与患者面对面交流的时间只占其工作时间的一半,全科医生的工作量有增加的趋势。除了对总体工作量的测量,也有研究关注在某一项任务的工作负担,如 Arndt 等使用电子健康记录系统事件日志数据和时间-运动观察评估初级保健医生在电子健康记录系统内分配的时间,研究发现初级保健医生在门诊时间内和门诊时间后与电子健康记录系统互动的时间超过了工作日的一半,接近 6 小时,提出可以将初级保健医生负责的与电子相关的部分

工作委托出去，从而减少初级保健医生的工作负载，提高专业满意度，减少工作倦怠。

2. 工作满意度研究　国外对全科医生/家庭医生工作满意度的研究较多。相关研究主要描述全科医生的工作满意度现状，探索人口特征、组织结构特征等因素的影响。如 Busk 等分析了丹麦全科医生的心理健康状况和工作满意度现状，并使用 Logistic 回归分析年龄、性别和执业组织形式的影响，研究结果表明丹麦全科医生心理健康状况差和工作满意度低的情况普遍存在，男性比女性工作满意度低，46～59 岁中年全科医生具有较低的工作满意度，职业倦怠和健康状况欠佳的发生风险高；相较与医生联合开设诊所的家庭医生，单独开设诊所的家庭医生通常认为工作生活平衡差。Christine 等探索了 11 个国家全科医生所在机构的组织和功能特征与其工作不满意度之间的关系，研究发现全科医生的工作不满意度与工作量较大有关，团队共同执业、聘请案例管理员及使用电子病历等组织变革可能会减轻全科医生的工作负担，通过促使全科医生的活动多样化也可以减轻其工作量。

3. 工作满意度和工作压力的影响研究　工作满意度降低和工作压力增加造成的影响也成为相关研究探讨的内容。如 Udemezue 等对英国医生职业倦怠和压力有关的精神疾病患病率及其相关因素进行了系统综述，结果表明全科医生倦怠和精神疾病患病率较高，工作满意度低、超负荷、工作时间增加和精神病发病率增加显著相关。Katherine 等对英国威塞克斯地区的所有全科医生开展了一项职业意向调查，研究结果显示全科医生未来 2 年内离职/退休意向上升，年龄、服务年限和工作满意度与离职意愿有关，工作强度和工作量是打算比原计划提前离开的最普遍原因。Adrian 等探索工作压力对医生服务质量的作用机制，检验心理健康的中介作用，采用努力-回报不平衡（the effort-reward imbalance，ERI）模型衡量工作压力，使用斯皮尔伯格的状态-特质抑郁量表的状态量表测量医师的心理健康，研究表明与工作相关的努力和低报酬之间的不平衡与医生中患者护理质量较差有关，而与医生的抑郁症状无关，可以通过同时减少工作量和增加医生之间的奖励来提高医生的服务质量。

（二）国内家庭医生签约服务下医务人员工作现状

国内关于家庭医生签约服务中基层医务人员工作现状的研究相对较少。从研究内容来看，主要集中于对签约服务下基层医务人员的服务现状、工作内容、职业满意度及职业倦怠等的描述及影响因素分析。

1. 工作内容研究　主要集中于描述家庭医生签约服务实施后基层医务人员对各项工作任务的参与情况及对工作内容变化认知评价。如赵越等在广西基层医疗机构中的调查显示大多数医务人员反映家庭医生签约服务实施后工作内容增加。袁立等调查长宁区家庭医生工作状况结果显示，家庭医生的日常服务涵盖许多方面，如医疗服务、公共卫生服务、健康管理、社区医疗、会诊和转诊、社区人群的健康管理，社区中慢性病患者的系统管理为参与人数较多的服务。李媚珍等通过问卷调查发现家庭医生签约服务下深圳社区护士主要参与基本医疗服务，如健康管理，计划免疫，儿童、老年人、慢性病患者等的管理，健康教育及计划生育指导等工作，较少参与传染病管理、精神卫生保健、残疾人管理等工作。靳婕等比较了团队服务模式下社区卫生服务中心全科医生与护士工作内容的差异，发现全科医生与护士有分工也有合作。相对来说，对不同岗位医务人员工作内容的比较研究较少。

2. 工作负担与工作压力研究 工作负担和压力也是国内对家庭医生签约服务中医务人员工作现状研究的主要内容之一。相关研究主要通过签约人数、工作时间、门诊量等客观数据和医务人员认知评价等主观感知来描述工作负担和压力情况。袁立等调查结果显示长宁区家庭医生平均签约超 550 人，平均每周门诊量接近 250 人次，平均每周工作时长接近 48 个小时，绝大多数家庭医生认为工作量增大、工作压力加大。赵越等比较了广西城乡医务人员对签约服务实施后工作时间增加、工作压力增加感知评价，发现城乡存在差异。刘春平等调查显示海南省医务人员工作时间较为正常，超过 1/2 的被调查者工作时间小于 8 小时，但工作量和工作压力普遍较大。此外，沈琦、卢慧敏等分析发现工作压力是影响家庭医生团队职业倦怠率的重要因素之一。

3. 工作满意度研究 家庭医生签约服务下医务人员的工作满意度是工作现状研究的重要内容。刘彩茵等调查发现湖北宜昌市医务人员的工作满意度较低，研究结果显示，医务人员的工作满意度受收入、工作时间变化、岗位工作风险、岗位的重要性、激励机制能否调动积极性等因素的影响。赵越等调查发现签约服务模式下广西乡村医务人员的工作满意度高于城市医务人员，城乡医务人员对收入报酬、福利保障、职称晋升的满意度均较低。王冬阳等对江苏省家庭医生的满意度调查结果显示性别、年龄、执业注册类别对工作满意度有影响。杨阳等对社区卫生服务中心全科医生、护士、公共卫生医生的工作满意度进行比较研究，发现不同岗位医务人员对家庭医生式服务的工作满意度不同。黄蛟灵等通过实证研究分析发现家庭医生满意度由工作环境、绩效激励、协同支持等因子构成，不同因子受职业认知、团队模式、工作能力与压力等因素的影响程度不同，提出应该针对各个构成因子有导向性地提升满意度。

此外，还有少量研究开展因素间路径分析。如卢慧敏等引入了隐性缺勤的概念，运用多元线性回归和结构方程模型探索验证家庭医生工作生活质量、职业认同与隐性缺勤三者之间的关系，以及职业认同、职业倦怠与隐性缺勤三者之间的关系。

七、国内外研究进展的启示

国外家庭医生服务较为成熟，有关家庭医生服务（或全科医生服务或初级卫生保健服务）质量评价的理论和实证研究较为充分和成熟，如服务质量差距模型、顾客感知服务质量模型、SERVQUAL 量表、PCAT、IPA 分析方法等研究成果已得到广泛论证，可以为国内家庭医生服务质量评价提供理论框架和实证调查分析方面的借鉴与参考。但针对同一人群连续追踪调查结果的纵向与横向对比研究较缺乏，而且也缺乏从定性与定量方面对家庭医生（或初级卫生）服务质量进行的深入、全面分析。

国内研究多利用西方学者关于服务质量评价的成熟的理论模型，对特定的行业领域进行实证应用研究，即停留在对国外研究成果的推广应用层面上，而相对忽略了相关的理论探索。我国目前尚未形成全面、科学、较有影响力的家庭医生服务质量评价的指标体系，缺乏对家庭医生签约服务的科学、深入评价。此外，前人对家庭医生服务质量的研究多集中于城市等开展家庭医生服务较早的地区，而对农村地区涉及较少，研究范围不足。这些情况将制约我国家庭医生制度的发展。总体而言，国内的研究主要以理论探讨、现状描述或横断面调查分析为主，缺乏连续追踪调查研究，也缺乏从质量视角对家庭医生签约服务进行深入、全面的系统研究。

综合国内外研究，可以认为服务质量差距模型对多行业多领域，包括医疗卫生服务领域，具有高度适应性。但是，一方面，目前在医疗卫生服务领域中，国内外学者大多采用 SERVQUAL 来测量服务质量五差距，而全面综合定量测量 PZB 5 个差距的研究鲜有报道；且尚未发现将服务质量五差距模型与家庭医生服务质量相结合以构建家庭医生服务质量评价指标体系的研究。另一方面，家庭医生服务既有服务行业和医疗卫生行业的共性，也有其自身的特殊性，例如，原质量差距模型中服务质量五差距的测量工具——SERVQUAL 量表不含连续性、有效性、经济性等家庭医生服务领域非常重要的质量评价维度，因此后续研究中，须在考虑服务质量和医疗服务质量共性的基础上，充分考虑家庭医生签约服务的特殊性。

综上所述，目前国内研究缺乏对家庭医生签约服务质量的深入研究，特别是农村家庭医生签约服务质量差距、问题、影响因素、作用机制等方面的研究，更缺乏相应追踪评价和多维度、全面分析的实证研究。

八、小　结

本章系统阐述了国内外家庭医生签约服务质量的研究进展。首先，重点梳理了国内外家庭医生制度推行的现状、家庭医生服务的研究进展、服务质量评价的理论与方法，以及家庭医生服务质量评价的研究脉络。其次，归纳总结了本研究涉及的研究内容，家庭医生签约服务下慢性病患者健康行为和医务人员工作现状的研究进展。最后，对国内外研究进展进行了评述分析。

第三章　农村家庭医生签约服务质量评价的理论基础与研究方法

一、家庭医生签约服务质量评价的理论基础

（一）5GAP 模型（服务质量差距模型）

5GAP 模型（服务质量差距模型）是当前服务质量评价领域中的典型理论。该模型将服务质量问题产生的原因划分成为 5 个差距，差距 1 是顾客期望与管理者感知之间的差距；差距 2 是管理者感知顾客期望与制定服务质量标准间的差距；差距 3 是服务质量标准与服务传递间的差距；差距 4 是实际传递的服务与外部沟通之间的差距；差距 5 是（模型的核心）顾客服务期望与服务感知之间的差距（图 3-1）。

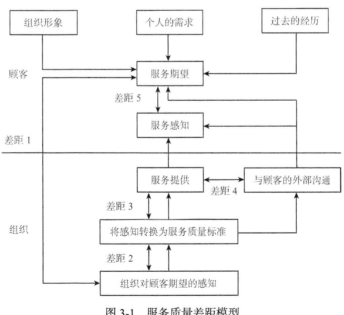

图 3-1　服务质量差距模型

（二）波特-劳勒综合激励模型

波特-劳勒综合激励模型是美国行为科学家 Porter 和 Lawler 于 1968 年在公平理论和期望理论的基础上发展而来（图 3-2），该模型认为，期望值（个人对努力与绩效、绩效与报酬之间关系的感知）和报酬的价值决定了一个人的努力程度，即激励的强度和发挥的能量；努力程度、个人能力、对工作的认识程度和环境因素决定了工作的实际绩效；工作绩效与报酬紧密联系；个人对报酬是否公平合理进行评估，报酬是否公平合理又进一步影响到个人是否得到满足以及对期望值的认识和对报酬价值的认识；该模式突出了工作绩效会导致工作满意度的因果关系，更加全面。该模型将激励过程看作外部激励、个体内部条件、行为表现、行为结果相互作用的统一过程，而且提出影响工作绩效的 4 个因素，对家庭医生签约服务激励机制研究具有较好的适用性、针对性。

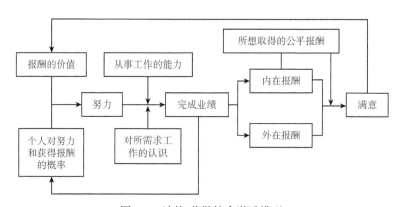

图 3-2　波特-劳勒综合激励模型

（三）安德森卫生服务利用模型

安德森卫生服务利用模型于 1968 年被首次提出，模型中包括"倾向特征"、"使能资源"和"需要"三个维度，用于研究医疗服务利用的影响因素。该模型自创建以来就获得了国际学术界的广泛认可，被大量应用于医疗卫生服务研究领域，以分析个体卫生服务利用特征、就诊偏好、健康管理利用行为和医疗费用等的影响因素。

（四）保护动机理论

保护动机理论（protection motivation theory，PMT）主要从动机因素角度预测个体行为转变，该理论认为，个体在产生保护动机并采取保护行为之前，会对相关信息进行评估，包括威胁评估和应对评估两个过程。整个模型包括信息源、认

知中介和应对模式三个部分，信息源包括个人因素和环境因素；认知中介是 PMT
的核心部分，由信息源启动，包括威胁评估和应对评估两个部分，威胁评估包括
严重性、易感性、内部奖励和外部奖励 4 个因素，应对评估包括反应效能、自我
效能和反应代价 3 个因素；个体根据认知中介产生不同的应对模式，即健康行为。

二、农村家庭医生签约服务质量评价的理论框架与技术路线

（一）理论框架

本研究基于 5GAP 模型的理论思想与分析路径，建立了基于差距补救的家庭
医生签约服务质量评价与改进分析框架（图 3-3）。差距 1（GAP1）即管理者感
知期望差距，是指家庭医生签约服务提供方（尤其是管理者）对签约居民期望的
感知，与签约居民的期望之间的差距。差距 2（GAP2）即质量标准差距，是指家
庭医生签约服务提供方对质量规范及标准的制定，与其对签约居民期望的感知之
间的差距，一般表现为家庭医生签约服务质量规范及标准的缺乏或规范及标准的
可操作性不足。差距 3（GAP3）即服务绩效差距，是指家庭医生签约服务提供方
在服务过程中实际传递的服务，与其所要遵守的服务规范、标准之间的差距，一

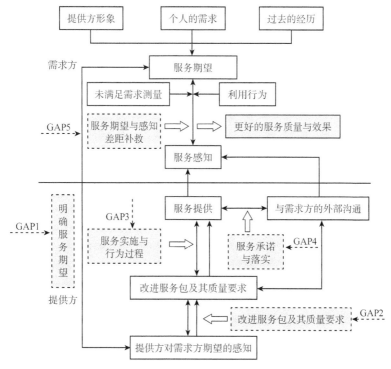

图 3-3　基于差距弥补的家庭医生签约服务质量评价与改进分析框架

般表现为服务提供者未按照家庭医生签约服务包和服务规范为签约居民提供良好的服务。差距 4（GAP4）即承诺差距，是指家庭医生签约服务提供方对服务项目及其质量的承诺和宣传，与签约居民实际所获得的服务之间的差距。差距 5（GAP5）即签约居民感知服务质量差距，是指签约居民实际感知到的服务，与其期望的服务之间的差距。此差距为该框架的核心差距，是以上四个差距单一或混合作用的结果。

该理论与分析框架的总体思路是：首先，测量需方（签约居民）的服务期望和感知情况，主要分析当前家庭医生签约服务满足签约居民期望的程度，以及探究下一步改进服务质量工作中需要重点投入资源的领域；进一步调查医疗服务提供方，尤其是管理者，对需求方期望的感知、所提供的服务包项目内容及其服务要求、提供方的工作绩效、提供方与需求方的宣传与沟通等情况，重点分析家庭医生签约服务质量差距产生的环节和原因；从明确服务期望、改进服务包及其质量要求、完善服务绩效激励机制、加强服务宣传与落实等环节构建质量评价与改进策略。

（二）技术路线

本研究的技术路线如图 3-4 所示。

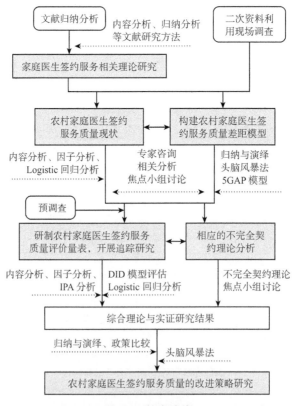

图 3-4　技术路线

三、资料来源与研究方法

（一）资料来源与收集方法

1. 文献归纳分析　对国内外文献数据库、网络资源进行系统搜索，包括世界卫生组织、一些主要国家卫生部等相关网站，查阅和收集国内外有关家庭医生签约服务相关研究文献、政策信息、研究报告、文件资料和相关动态信息，采用系统归纳分析、内容分析和二次分析等方法，对广泛搜集的文献进行总结和分析，梳理家庭医生签约服务的相关概念和理论基础，了解国内外家庭医生签约服务的发展特征、服务提供内容与方式、服务质量，分析其运行情况、影响因素、可借鉴之处。

2. 二次资料利用　系统查阅我国的国家统计年鉴、卫生统计年鉴、卫生统计摘要等资料，以及国外有关网站、数据库，获取与本研究相关的资料信息；并从地区卫生行政部门、新农合管理机构等部门收集当地经济、人口、分级诊疗及医疗服务体系运行等相关信息，特别是与家庭医生签约服务相关的各项政策文件、统计数据、汇报材料等信息。

3. 现场调查

（1）调查地点

1）现状调查与追踪前基线调查

本研究现场选择拟遵循以下原则：①分层抽样调查方法与典型调查方法相结合；②以农村老年人家庭医生签约服务内容/服务包、签约服务费支付方式等不同实施典型地区的地理分布作为选择调研地点的主要分层依据，选择若干地区作为调研地点；③当地政府有关部门对调研工作的接受性和合作性较好。

具体实施时将依据上述原则，结合前期了解并综合文献分析，本研究样本选择拟围绕团队服务签约模式，根据不同的农村家庭医生签约服务内容/服务包、签约服务费支付方式等因素选择 2 个典型样本省，然后在每个省中，以农村家庭医生签约服务内容/服务包、签约服务费支付方式等为首要特征，其次考虑社会经济发展水平、当地的接受性与合作性作为调查选点标准，再按照分层抽样调查方法与典型调查方法相结合，每种签约服务提供典型地区至少选择 1 个样本县（县级市或区，下同），每省选择 3~4 个样本县。各样本县的选取将考虑社会经济条件以及其他可比性。在每个样本县，将所辖乡镇按照社会经济发展水平划分为好、中、差三类[人均地区生产总值（GDP）是社会经济水平的主要排序指标]，从每类各随机抽取 1 个作为样本乡镇。在每个样本乡镇，再按照经济发展水平划分为3 类，每类各随机抽取 1 个作为样本村。

2）追踪评价研究现场：根据追踪评价研究实施的可操作性、方便性，以及现场地区的接受性和合作性，在上述 1 个样本省中，选择 3 个县作为追踪评价样本县。追踪观察一年，观察期内，根据不同指标情况，分别按季度、半年、一年搜集相应指标数据，并对追踪观察情况进行及时分析、整理、反馈。一年后进行全面的期末调查，以开展最后深入的评估分析。

（2）调查对象

1）需求方（居民）：以样本地区农村 60 周岁及以上老年人为研究对象进行调查。在样本村进行末端抽样时，如事先没有居民家庭社会经济水平指标的数据，可借助地理信息，按照村内的行走路线对家庭户进行排序。再根据间隔 2 户的样本距离进行等距抽样，如果选择的家庭户中有符合条件的居民就进行调查，反之进行下一户抽样。

每村调查居民 75 人（调查当年新签约、续签约、未签约居民分别 25 人）。若抽样村内每种居民人数不足要求时则全部抽取，差额人数在其他抽样村补足。若其他抽样村样本数也不足，可在邻近非抽样村补足。在每个追踪样本县调查 675 人，最终共追踪调查 2025 人（原则上新签约、续签约、未签约居民分别 675 人）。在仅涉及现状研究的样本县，也按上述方法抽样，但每县只调查签约居民 400 人，不调查未签约居民。

在本研究中，调查居民的纳入标准：①年龄在 60 周岁及以上；②具有一定的交流沟通能力，能配合完成问卷调查；③调查样本村的常住居民；④愿意参与本研究，并根据实际推断具有一年随访追踪调查的可及性。相关排除标准：①患有难以治愈的疾病（癌症、艾滋病等）；②其他不适宜参与追踪调查的居民。

2）服务提供方（医务人员）：在样本乡镇卫生院，对提供家庭医生签约服务的医生及提供协助服务（如协助随访等）的护士、公共卫生服务人员全部进行调查。在样本村卫生室，对所有村医进行调查。

3）管理者：样本县卫生局分管副局长、医政科和基层卫生科科长，样本乡镇卫生院负责人。同时调查样本县有关基本公共卫生服务经费管理人员、医保管理人员各 2 人。

4）机构等基本情况：样本县卫生局、乡镇卫生院和村卫生室的基本情况与相关数据、政策文件等资料，相应样本县、样本乡镇与村的社会经济情况与相关数据。

（3）资料收集

1）针对需求方（居民）：半结构性调查问卷调查、关键人物访谈、医疗文书资料分析。对上述抽取的样本居民，利用自行设计的调查问卷，先进行现状与基线调查，获得其社会经济文化状况、健康状况、卫生服务利用与需求状况、健康行为与就医行为状况、有关服务预期与服务感知，以及个人住址、联系方式等信息，并回顾调查前一年的主要卫生服务利用情况。然后对追踪评价研究对象进行追踪调查,追踪观察期为一年,根据不同指标情况,按季度、半年搜集随访数据,一年后进行全面的期末调查。追踪调查内容主要涉及基线调查以来卫生服务利用与就医行为变化、卫生服务需求及满足情况、感知质量、医疗费用、健康行为与健康状况等效应变化,服务预期与服务感知间、服务提供方认知间的差距、变化及其原因。追踪调查方式主要通过入户方式调查、村医协助随访调查、签约服务登记管理资料搜集为主,或通过电话预约患者来村卫生室进行现场体格检查和访谈。

同时在每个村分别选择熟悉情况的4~6名居民进行深入关键人物访谈,深入访谈样本以获得足够的访谈信息为准,深入访谈内容为与调查问卷相关的问题,用于补充调查问卷可能没有涉及或无法涉及的关键信息。深入访谈在基线调查、一年追踪调查时各进行一次(以下有关其他人员访谈和问卷调查次数与此相同,不再赘述)。

2)针对服务提供方(抽取的医务人员):问卷调查和关键人物访谈。通过问卷获取医务人员对家庭医生签约服务传递、服务提供方的认知与服务功能(标准)要求间的差距、变化及其原因,提供服务内容、服务能力、服务提供行为特点、偏好及其原因等信息,以及对签约服务开展后的感受及改进建议。关键人物访谈内容为与问卷调查相关的半结构性问题,用于补充定量问卷没有涉及或无法涉及的重要信息。

3)针对上述抽取的管理者:问卷调查和关键人物访谈。通过问卷获取样本县卫生局、乡镇卫生院管理人员,以及有关公共卫生服务经费与医保管理人员对家庭医生签约服务的管理与协调、影响推进与质量改进的因素等方面的看法和建议。同时,通过关键人物访谈获取有关人员、经费投入、考核与待遇、激励约束机制等对农村家庭医生签约服务质量有影响的相关信息。

4)针对样本地区社会经济情况和有关卫生服务机构情况:二级资料提取搜集样本县、乡镇与村的社会经济情况,以及样本县卫生局、乡镇卫生院和村卫生室的基本情况及与本研究涉及的家庭医生签约服务相关的数据、政策文件、规定。

5)专家咨询和论证搜集信息、数据:焦点小组访谈、头脑风暴法。除了关键人物个别深入访谈,本研究还将选择一些主要实践参与者、利益相关者,在每个样本县分别进行1~3次焦点小组访谈,以深入了解农村家庭医生签约服务质量改进的动力、阻力、成效与问题、改进途径与措施等。

(4)预调查:在正式调查前,将进行预调查。预调查主要检验调查方案、调查工具的可行性、科学性,检验问卷(量表)的效度、信度。预调查将根据方便性,选择1个样本县2个乡镇中的2个村进行,预调查患者150名。样本地区其他相关调查对象,则选取在调查当日值班的人员。根据预调查结果进一步修正调查方案、调查工具，为正式调查提供基础。

（二）抽样方法

采用典型抽样与分层整群抽样相结合的方法，以签约服务模式（签约服务包内容、服务费支付方式等）为首要特征，其次考虑社会经济发展水平、当地的接受与合作性，抽取江苏省苏南、苏中、苏北 3 个典型县（区），具体为常州市武进区、南通市如东县、盐城市大丰区，综合评估样本地区家庭医生签约服务的质量和家庭医生签约服务模式下农村基层医务人员的工作现状。一年后开展追踪调查，全面评估样本地区家庭医生签约服务的质量，需方视角的卫生服务利用和健康行为现状，为深入推进家庭医生制度提供理论和实证参考。

（三）调查工具与方法

1. 2019 年第一次现场调查

（1）研究工具的设计

1）问卷设计：通过问卷调查来测量服务质量差距模型中的签约居民感知服务质量差距（差距 5）和管理者感知期望差距（差距 1）。针对签约居民和管理者分别设计问卷，两套问卷内容均包括人口学资料和服务质量主题相关问题两部分。设计《医务人员调查表》，主要包括医务人员的基本信息、工作内容、工作时间及分配、工作压力、工作满意度、工作表现等情况。

2）访谈设计：为弥补测量服务质量差距模型中难以用定量方法测量的差距，主要包括服务标准差距（差距 2）、服务绩效差距（差距 3）、服务承诺差距（差距 4）。对管理者、一线工作家庭医生和签约居民三类人群分别进行访谈。对基层医务人员，增加访谈现有工作压力来源，以及在工作时间分配、工作任务安排、绩效考核等方面存在的问题、建议等内容。

（2）定量数据的调查：主要包括三部分。①需求方（居民）：采用整群抽样方法，对样本村 60 周岁以上患有高血压或糖尿病的签约居民全部进行调查，共计收回有效问卷 1746 份。②管理者：对调查时间内遇到的样本县卫生健康委员会熟悉家庭医生签约服务工作的人员，以及样本乡镇卫生院分管家庭医生签约服务的院长（副院长）、家庭医生团队长全部进行问卷调查，共计收回有效问卷 117 份。③提供方（基层医务人员）：回收有效问卷 586 份，其中乡镇卫生院医生 182 份、护士 187 份、公共卫生医生 41 份、村卫生室医生 176 份。

（3）定性数据的调查：采用目的抽样方法，选择大丰、如东、武进三个区县的家庭医生签约服务管理者、家庭医生和签约居民，进行半结构式访谈。样本量的确定以信息饱和即信息重复出现且不再出现新的主题为标准。最终完成区/县卫生健康委员会和乡镇卫生院分管家庭医生签约服务工作的管理者 17 名、乡村家庭医生 17 名、患有高血压或糖尿病的老年签约居民 29 名的访谈。

2. 2020 年追踪调查

（1）研究工具的完善：在 2019 年调查问卷的基础上，对部分问题及选项进行了修改和完善，同时更新了访谈提纲。

（2）定量数据的调查：导出数据库中 2019 年调查对象名单交由各样本地区乡镇卫生院和村卫生室负责人，按名单对上一阶段调查对象进行回访，因客观原因无法参与调查的对象，在已签约家庭医生且符合年龄条件的患者中随机抽取相同数额的人员进行补足。最终保留有效问卷 1806 份。

（3）定性数据的调查：采用目的抽样方法，选择样本地区服务管理者、签约团队成员和签约居民进行半结构式访谈。完成需求方（签约患者）访谈 33 人，供给方（管理者和家庭医生）访谈 19 人。

（四）研究分析方法

资料的整理遵循标准化、准确性的原则，利用 Epidata 3.1 建立统一数据库，对数据录入人员培训后，采取双录入的实时校验，保证数据录入的质量。定量分析软件拟采用 Stata 17.0、SPSS 20.0、AMOS 22.0 等进行分析。

在理论与分析框架方面，基于 5GAP 模型，构建基于差距补救的家庭医生签约服务质量评价与改进分析框架，从供需双方五个差距环节，包括签约居民感知服务质量差距（差距 5）、管理者感知期望差距（差距 1）、质量标准差距（差距 2）、服务绩效差距（差距 3）、承诺差距（差距 4），全面系统地评价家庭医生签约服务质量现况。基于波特-劳勒综合激励模型，构建家庭医生签约服务激励模型，评估农村基层医务人员的工作现状。基于安德森卫生服务利用模型，构建家庭医生签约服务利用评价的分析框架。基于保护动机理论模型，构建农村家庭医生签约的慢性病人群健康行为现状评价的分析框架。

在统计分析方法，采用描述性分析（均数、标准差、比率、构成比等）及推断性分析（内部一致性检验、相关分析、探索性及验证性因子分析、t 检验、卡方检验、Kruskal-Wallis H 检验、Logistic 回归分析、乘积标度赋权法、IPA 分析法等）

1. 因子分析法　本研究借鉴 Karim 等的经验，通过探索性因子分析法深入探寻农村家庭医生签约服务的质量差距及有关的原因，然后再结合专家咨询、焦点小组访谈等深入完善论证，为之后的改进策略研究提供基础和依据。同时，通过探索性因子分析法探寻农村家庭医生签约服务利用方，对签约服务的共性要求，以及针对服务内容、方式、团队协作等方面进行具体分析。另外，还将利用探索性因子分析进行相应量表条目的筛选，利用验证性因子分析确定量表拟合模型情况。两种因子分析都是以普通因子模型为基础。因子分析的基本思想是通过变量

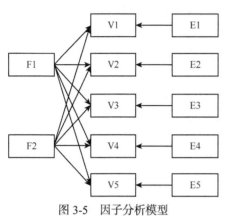

图 3-5　因子分析模型

的相关系数矩阵内部结构的研究，找出能控制所有变量的少数几个随机变量来描述多个变量之间的相关关系，但在这里，少数几个随机变量是不可观测的，通常称为因子。然后根据相关性的大小把变量分组，使得同组内的变量之间相关性较高，不同组的变量相关性较低。

如图 3-5 所示，假定一个模型，它表明所有的观测变量（变量 1 到变量 5）一部分受到潜在公共因子（因子 1 和因子 2）影响，一部分受到潜在特殊因子（E1 到 E5）影响。而每个因子和每个变量之间的相关程度是不一样的，可能给定因子对某些变量的影响要比对其他变量大。

2. 农村家庭医生签约服务质量量表研制方法　采用文献复习法、访谈法等方法，在服务差距模型的指导下，探索量表的维度和内涵，设计可操作性条目，建立量表条目池。然后运用专家咨询法，针对"服务差距"五个环节进一步筛选条目，形成初步量表，再应用相关分析及探索性因子分析对量表条目进行筛选。相关分析主要是对量表条目与服务质量进行 Spearman 相关分析，缺少统计学意义的条目理论上需要筛除。经过相关分析筛选条目后，再进行探索性因子分析，对剩余的条目做因子分析，根据特征根大于 1 的原则确定因子个数，因子分析经过最大方差旋转，不能够在某一因子上有突出因子载荷或者在多个因子上有交叉因子载荷的条目需要被筛除。

量表信度主要应用克朗巴赫（Cronbach）系数、分半信度及重测信度进行评价。本研究拟对量表的内容效度、结构效度、聚敛效度和标准关联效度进行评价。内容效度主要应用 Person 相关分析显示量表各维度得分与量表总分之间的相关性；结构效度主要用验证性因子分析确定量表拟合模型的好坏；聚敛效度应用 Person 相关分析量表各维度得分与服务质量评价标准值的相关性；标准关联效度应用 Person 相关分析量表总分与服务质量评价标准值的相关性。

3. 双重差分模型（difference in difference，DID）　又称倍差法等，近年来多用于计量经济学中对于公共政策实施效果的定量评估。基本思路是比较政策实施前与实施后，作用组和对照组对于某项产出的作用效果的差异，并以此作为政策的净效果。

本研究对调查对象（新签约、续签约、未签约农村老年人）进行为期 1 年的追踪调查，可获得相应的面板数据，新签约、续签约对象之间还可以进行深入的细分比较，因此本研究适用于双重差分模型分析家庭医生签约服务对农村居民就医行为和健康效应的影响。这是本研究在效果评价方面的一个重要技术方法。

这类数据的双重差分模型基本形式为：

$$Y_{it} = b_0 + b_1 \cdot T_{it} + b_2 \cdot A_{it} + b_3 \cdot T_{it} \cdot A_{it} + a_i + e'_{it} \qquad (1)$$

其中，Y 为被解释变量（dependent），T 和 A 是分别代表时间和分组的虚拟变量（dummy variable）。$T \cdot A$ 即为时间和分组虚拟变量的交互作用。在回归分析中，被解释变量不仅受到一些定量变量的影响（如年龄、收入、体重等），还受到一些定性变量的影响（如性别、婚姻关系、教育程度等），这些定性变量称为虚拟变量。e 代表残差。i 代表每一个个体，t 代表不同时间点。$i=0$ 和 1 时分别代表对照组和干预组，$t=0$ 和 1 时分别代表基线和随访。

多数情况下，研究人员无法保证与个体自身有关的因素与分组变量完全无关，为了解决该问题，模型中引入变量 a_i，称为固定效应（fixed effect），代表不同个体的自身相关因素。因为它不随时间变化，因此右下角脚标为 i。

这样就在一定程度上保证了残差项独立于解释变量这个条件。对于普通的较大范围的调查，很难收集到所有与 a_i 有关的信息，无法得到这个参数的某个无偏估计系数或关系式，因此通常进行差分来移除 a_i 而不影响对双重差分估计量的无偏估计，即：

$$\Delta Y_{i(t1-t0)} = b_1 \cdot \Delta T + b_3 \cdot \Delta(T \cdot G) + \Delta e_{it} \qquad (2)$$

由于 DT 为固定不变的参数，用 d_0 来代表截距 $b_1 \cdot \Delta T$，因此将式（2）式略微修改并进一步简化就成为：

$$\Delta Y_i = d_0 + b_3 \cdot D(T \cdot G) + \Delta e_{it} \qquad (3)$$

可用表 3-1 直观地反映有关变化：参加家庭医生签约服务前后，作用组的变化为 $\beta_2 + \beta_3$，而对照组的变化为 β_2，两者之差为 β_3，β_3 的大小及显著程度反映了实施作用效果及显著程度，是签约服务对个体的净影响。

表 3-1　签约服务实施前后干预组和对照组样本的计量值及变化

类别	实施前	实施后	差异
干预组	$\beta_0 + \beta_1$	$\beta_0 + \beta_1 + \beta_2 + \beta_3$	$\Delta Y_0 = \beta_2 + \beta_3$
对照组	β_0	$\beta_0 + \beta_2$	$\Delta Y_1 = \beta_2$
差异	β_1	$\beta_1 + \beta_3$	$\Delta\Delta Y = \beta_3$

4. Logistic 回归分析　对于健康需求问卷所获得的数据，利用 Logistic 回归分析对需求满足情况、服务满意情况、总体感知情况及原因进行分析。另外，对于服务提供方进行问卷调查所获得的数据，也利用 Logistic 回归分析对服务提供方的满意度、服务偏好及其影响因素进行分析。

本研究将把需求满足情况、服务满意情况、总体感知情况及服务提供方的满意情况、服务提供偏好等分成二值响应变量（二分类因变量），利用二项 Logistic 回归分析来研究响应因变量与一组解释变量之间的关系。在二值响应模型中，响应 Y 代表一个个体或一个试验单元，它的取值有两种可能性，0 和 1（如患病 $Y=0$，否则 $Y=1$），假定有 X_p 个解释变量，且 $p=\Pr(Y=1\mid x)$ 是要建模的响应概率，线性 Logistic 分析模型有如下的形式：

$$\log it(p) = \ln(\frac{p}{1-p}) = \beta_0 + \beta_1 x_1 + \beta_2 x_2 + ... + \beta_p x_p \qquad (4)$$

其中 β_0 是截距参数，β_p 是解释变量 X_p 的估计参数。

上述模型也可按事件发生比的形式改写为：

$$odds = \frac{p}{1-p} = \exp(\beta_0 + \beta_1 x_1 + \beta_2 x_2 + \cdots + \beta_p x_p)$$
$$= e^{\beta_0} \times e^{\beta_1 x_1} \times e^{\beta_2 x_2} \times \cdots \times e^{\beta_p x_p} \qquad (5)$$

5. IPA（importance-performance analysis）**法**　又称"重要性-表现程度"分析法，运用期望——实际体验满意度，来评估使用者对产品的属性偏好，也评估提供者在这些服务属性上的表现程度。IPA 法提供了一个双重机制来评估使用者对产品或服务的偏好，同时也评估提供者在这些属性上的表现程度。这一分析方法有助于理解顾客满意感并明确服务质量应优先改进的领域，方法简洁实用，分析结果直观，被公认为测量服务的理想工具。

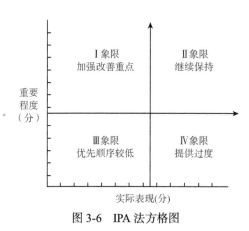

图 3-6　IPA 法方格图

IPA 法可分为四个步骤。列出服务的各项属性，并发展成问卷的问题形式；请使用者分别针对这些属性在"重要度"与"表现度"两方面评定等级。前者是使用者对服务等属性的偏好、重视程度；后者是该服务的提供者在这些方面的表现情形。以表现程度为横轴，重要程度为纵轴，以各属性的评定等级为坐标，将各项属性标示在二维空间中；以等级中点为分隔点，将空间分为四个象限（图 3-6）。Ⅰ象限表示重要程度高但表现程度低，此属性表示提供者应加强改善的重点；Ⅱ象限表示重要程度与表现程度皆高，在此象限的属性应该继续保持；Ⅲ象限为重要程度与表现程度皆低，此属性优先顺序较低；Ⅳ象限表示重要程度低而表现程度高，该属性为提供过度。

本研究将通过问卷调查测量需方（患者）对于农村家庭医生签约服务有关服务预期与服务感知，对其重要性和实际感知（即表现）进行双因子配对 t 检验，利用 IPA 分析方法对相关感知、差距等数据进行归纳分析，为提出农村家庭医生签约服务的优化对策提供依据。

（五）质量控制

在测量工具的设计过程中多次与相关专家讨论，并进行预调查，检验测量工具的有效性和可操作性。卫生管理专业的教师和研究生深入调查现场。对调查员进行培训和分组，分工负责，通过预调查，完善和修改测量工具，并使调研人员掌握访谈技巧。建立严格的资料质量检查制度，控制在方案设计、资料收集、整理过程中可能出现的偏倚，如一致性检查、完整性检查、现场调查数据和信息的质量保证等。为保证追踪调查质量，在正式调查时，拟扩大 10%样本量，并在追踪调查期间，与当地机构和人员保持密切联系。

1. 调查工具　在调查工具的前期准备阶段，在大量文献的基础上编制调查工具的初稿，多次组织相关专家会议与课题组专题讨论，进一步修改完善。正式调研前开展预调查，检验调查工具的有效性和可行性，针对性地进行调整修改。

2. 现场调查　调研工作准备期间，各调查小组组长联系样本县（区）卫健局负责人，传达"调查说明"，并明确调查目的、样本抽取、调查内容、调查时间等。在调查过程中，样本县（区）卫生健康委员会负责人、乡镇卫生院对接人进行现场协调，保证调研秩序和质量。

此外，卫生事业管理专业教师和研究生在调查前对调查员团队成员进行集中培训，针对问卷内容和现场调研的问询技巧方法统一标准。正式调查期间，调查员在每天调查结束后互相核查问卷，而后由小组长再次审查并签字确认，保证问卷的有效性、真实性和完整性。

3. 收集资料整理　访谈录音由人工依据统一的模板进行转录为文字资料。

问卷资料的整理，首先多次核查问卷的逻辑性和完整性，剔除无效问卷，后将剩余问卷进行编号，并利用 Epidata 3.1 软件进行双录入实时校验，保证数据录入质量。

四、小　　结

5GAP 模型（服务质量差距模型）、波特-劳勒综合激励模型、安德森卫生服务利用模型、和保护动机理论共同构成了家庭医生签约服务质量评价的理论基础。本章对各理论的基本定义、特征、所包含的要素等方面进行了回顾分析，并引申至家庭医生签约服务质量评价的研究领域，阐明其理论指导作用。在文献复习和理论分析的基础上提出本研究的理论与分析框架和研究技术路线图。最后介绍了本研究的资料来源和收集方法、抽样方法、调查工具、研究分析方法、质量控制等要素。

第四章 农村家庭医生签约服务质量评价研究

一、农村家庭医生签约服务质量评价的理论分析框架

借鉴国内外典型的服务质量评价研究成果和经验，结合国内家庭医生签约服务质量评价研究现状，本研究认为 5GAP 模型的逻辑框架既可以分析家庭医生签约服务的对象所感知到的服务质量与其所期望的服务质量之间的差距，又能够探讨管理者对服务对象期望的感知、服务质量标准的制定、服务提供的功能传递、服务宣传与承诺兑现等过程中的质量影响因素，继而帮助管理人员评估当前服务质量，探究服务质量问题出现的原因，并针对问题及原因，采取具体措施消除质量差距提高服务质量。该模型中提到的 5 个差距，对家庭医生签约服务质量评价研究具有较好的适用性、针对性。因此，本研究基于 5GAP 模型（图 3-1）的理论思想与分析路径，建立了基于差距补救的家庭医生签约服务质量评价与改进分析框架（图 3-3），详见第三章理论框架部分。

二、农村家庭医生签约服务质量评价量表的研制

（一）资料与方法

1. 初始量表的编制

（1）条目池的形成：通过回顾国内外家庭医生签约服务质量评价的理论和实证研究，整理和参考已有量表，在充分结合我国家庭医生签约服务的内涵与内容的基础上拟定初始版条目池。

（2）初始量表的形成：现场访谈某社区卫生服务中心的管理者、医务人员及就诊居民，以修订初始版条目池。一方面，进一步收集家庭医生签约服务质量影响因素，根据归纳整理的结果对条目池进行补充。另一方面，检验题项的可读性，收集医院管理者和普通居民对题项表述的意见和建议，并对相关条目进行修改，如调整难理解或过于专业化的术语、删除有歧义的用语等。

召开专家评议会，以进一步评估和修订量表的结构和内容。采用目的抽样法选取 12 名卫生健康局相关管理人员或高校卫生事业管理专业的研究人员组成量

表条目评议小组。专家选择标准为：具有充分的基层卫生服务学术研究经验、本
科及以上学历、熟悉量表编制流程和方法、具有严谨的科学态度。入选专家年龄
31～46 岁，平均（40.92±5.35）岁（表 4-1）。具体评议内容包括：①量表维度
的合理性和完整性；②条目的重要性和适切性；③遣词用字的准确性和通俗性。
最终根据专家评议、讨论后形成的意见和建议，修订形成了由可及性、横向连续
性、纵向连续性、综合性、技术性、经济性 6 个维度 25 个条目的家庭医生签约服
务质量评价量表（初始版）。量表采用 5 级李克特式计分法，"非常好""比较
好""一般""比较差""非常差"分别计分为 5 分、4 分、3 分、2 分、1 分。
此外，考虑居民对某项服务（如纵向转诊服务）未经历或不清楚的情况，设置评
分 9 分为"不清楚（或未经历）"，数据处理和统计分析时，"不清楚（或未经
历）"作为中立选项赋值为 3 分。

表 4-1　评议专家的一般资料（n=12）

序号	年龄（岁）	学历	专业领域
1	46	博士	卫生管理与政策
2	46	博士	卫生行政管理
3	45	博士	公共卫生事业管理
4	34	博士	卫生经济与健康公平
5	44	博士	社会医学与卫生事业管理
6	45	硕士	医院管理
7	41	硕士	卫生服务
8	42	博士	卫生经济学
9	33	硕士	社会医学与卫生事业管理
10	31	博士	社会医学与卫生事业管理
11	44	本科	乡镇卫生院管理
12	40	本科	社区卫生管理

2. 初始量表的预测试与修订　随机抽取南京市江宁区某社区卫生服务中心
下的 3 个社区卫生服务站，采用整群抽样方式，对 3 个社区卫生服务站服务辖区
内符合纳入标准的全部居民进行调查。调查对象纳入标准：①年龄在 60 周岁以上；
②在过去一自然年内享有家庭医生签约服务；③患有糖尿病或高血压；④愿意参
与问卷调查；⑤认知功能良好，能够配合完成调查。排除标准：①患有癌症、艾
滋病等严重疾病；②其他不适宜参与追踪调查的居民。共计发放问卷 358 份，收
回问卷 358 份，对问卷进行逻辑核查，将缺失项超过 2 项、选项趋于统一答案的
问卷视为无效问卷，并进行删除，最终保留有效问卷 308 份，有效回收率为 86.03%。
对预测试数据进行条目分析和信效度检验，根据统计分析的结果修订初始量表，

形成正式量表。

3. 正式调查 采用典型抽样与分层整群抽样相结合的方法进行抽样调查。①县（区）的抽样：采用典型抽样方法，以签约服务模式（如签约服务包内容、服务费支付方式等）为首要特征，其次考虑社会经济发展水平、当地的接受与合作性，抽取江苏省苏南、苏中、苏北3个典型县（区）。②乡镇的抽样：采用分层抽样方法，将样本县（区）辖区内的全部乡镇按照社会经济发展水平划分为好、中、差三类（人均 GDP 是社会经济水平的主要排序指标），从每类随机抽取 1 个乡镇作为样本乡镇。③村的抽样：方式方法同乡镇。④居民抽样：采用整群抽样方法，对每个村符合条件的全部居民进行调查。主要通过村医联系签约患者在村卫生室进行集中调查。共计发放问卷 1814 份，收回问卷 1814 份，按照预测试阶段的方法对问卷进行逻辑核查与数据清理，最终保留有效问卷 1746 份，有效回收率为 96.25%。样本（n=1746）被随机分为两部分，样本 1（n=843）用于项目分析、探索性因子分析和内部一致性信度检验，样本 2（n=903）用于维度相关分析和验证性因子分析。

4. 统计学方法 利用 EpiData 3.1 建立数据库，对数据录入人员进行培训，采取双机录入，保证数据录入的质量。采用 SPSS 21.0 和 AMOS 22.0 进行数据统计学分析。通过项目分析来检验题项的恰当性或可靠程度：①采用遗漏值的数量评估法，检验被调查对象是否抗拒或难以回答某一题项，有过多遗漏的题目应当予以删除或修改。②采用 Pearson 相关分析研究题项与相应总分的相关性，判断题项的好坏。$r \geqslant 0.3$ 且 $P < 0.05$，表明题项与总量表的同质性较高，否则考虑删除。③采用极端组检验法，将全体样本根据某一总分的前后 27% 极端区分为高、低两组，比较该两组在各题平均数上的差异。④采用内部一致性检验法，以删除某条目后的 Cronbach's α 系数来判断该条目优劣，若 Cronbach's α 系数上升，则考虑删除此条目。⑤采用因子分析法，以因子负荷量来判断题项与因子的关系，因子负荷量过小的题项可考虑删除。量表的信度通过内部一致性来评价，采用 Cronbach's α 分析方法来表示总量表及各维度的信度。量表的效度分析主要通过维度间相关分析和验证性因子分析结果来评价。

（二）量表编制结果

1. 专家评议结果 根据专家对量表的评议意见，对量表条目进行修改（表4-2）：删除 3 个条目，合并 4 个条目，增加 1 个条目。最终形成了由可及性、横向连续性、纵向连续性、综合性服务、技术性、经济性 6 个维度 25 个条目组成的家庭医生签约服务质量评价量表（初始版）。

表 4-2 应修改二级指标项

条目	处理	原因
能夜里就诊	删除	夜里就诊经历不具有普遍意义，被调查对象很可能未经历
开诊时间，能电话咨询	合并	开、关诊时的电话咨询服务意义相近，可合并
关诊时间，能电话咨询	合并	开、关诊时的电话咨询服务意义相近，可合并
总体而言，得到所需的医疗服务不难	删除	"总体"定义模糊，受居民个人理解差异较大，无法统一衡量
能在 15 分钟内到达家庭医生处	新增	距离是"可及性"的重要内容，应在量表中有所体现
家庭医生签约服务项目/种类齐全	删除	居民（尤其老年人）存在理解上的限制，此项可衡量性较差

2. 预测试项目分析和筛选 利用预测试调查数据（$n=308$），通过项目分析来检验题项的适切或可靠程度。

其中，依据极端组检验，各条目的结果均显著，据此应不作删除；依据题目与总分的相关分析，条目 1 和条目 2 的相关系数小于 0.3，据此应删除该 2 项；依据内部一致性检验，结果显示删除条目 2 后总量表的 Cronbach's α 系数上升，据此应删除该项；依据探索性因子分析，应删除共同度小于 0.5 的条目 2 和条目 5，因子负荷值小于 0.4 的条目 2，同时存在 2 个及以上因子负荷值大于 0.4 的条目 9，单个公因子内条目数量少于 3 个的条目 1、条目 3 和条目 4。综上，共计删除 6 个条目（表 4-3）。

在项目筛选后的 19 个条目的基础上，重新编制可及性维度（对应预测试量表中的条目 1 至条目 4），新增该维度的 4 个条目，以及横向连续性维度 1 个条目，形成 6 个维度 24 个条目的正式量表（表 4-4）。

表 4-3 预测试项目分析与筛选（$n=308$）

条目[*]	极端组检验		题目与总分的相关分析		内部一致性检验（原 Cronbach's α 系数为 0.842）		探索性因子分析			备注
	T	P	Pearson 相关系数	P	删除该项后的 α 系数	α 系数变化	共同度	因子负荷值	所在公因子	
1	-4.614	0.000	**0.223**	0.000	0.842	—	0.630	0.731	7	删除
2	-4.679	0.000	**0.282**	0.000	**0.843**	↑	**0.389**	**0.396/0.358**	2/6	删除
3	-5.483	0.000	0.366	0.000	0.841	↓	0.556	0.660	6	删除
4	-6.571	0.000	0.389	0.000	0.839	↓	0.738	0.818	6	删除
5	-4.561	0.000	0.338	0.000	0.840	↓	**0.450**	0.527	4	删除
6	-7.602	0.000	0.452	0.000	0.837	↓	0.647	0.696	4	
7	-7.382	0.000	0.520	0.000	0.834	↓	0.745	0.828	4	
8	-7.534	0.000	0.485	0.000	0.835	↓	0.677	0.781	4	
9	-8.873	0.000	0.465	0.000	0.839	↓	0.503	**0.432/-0.403**	4/7	删除
10	-7.639	0.000	0.483	0.000	0.835	↓	0.683	0.783	1	

续表

条目*	极端组检验		题目与总分的相关分析		内部一致性检验（原Cronbach's α系数为0.842）		探索性因子分析			备注
	T	P	Pearson 相关系数	P	删除该项后的α系数	α系数变化	共同度	因子负荷值	所在公因子	
11	−7.585	0.000	0.483	0.000	0.835	↓	0.694	0.795	1	
12	−7.265	0.000	0.444	0.000	0.837	↓	0.648	0.776	1	
13	−8.372	0.000	0.506	0.000	0.834	↓	0.770	0.859	1	
14	−7.806	0.000	0.481	0.000	0.835	↓	0.785	0.846	1	
15	−7.565	0.000	0.512	0.000	0.834	↓	0.565	0.689	2	
16	−8.036	0.000	0.559	0.000	0.832	↓	0.584	0.635	2	
17	−10.119	0.000	0.592	0.000	0.831	↓	0.646	0.740	2	
18	−9.104	0.000	0.619	0.000	0.829	↓	0.643	0.732	2	
19	−9.997	0.000	0.543	0.000	0.834	↓	0.603	0.696	2	
20	−8.724	0.000	0.567	0.000	0.833	↓	0.544	0.570	5	
21	−9.736	0.000	0.494	0.000	0.835	↓	0.746	0.826	5	
22	−9.463	0.000	0.564	0.000	0.832	↓	0.681	0.739	5	
23	−7.874	0.000	0.440	0.000	0.838	↓	0.875	0.921	3	
24	−8.016	0.000	0.443	0.000	0.838	↓	0.893	0.926	3	
25	−4.205	0.000	0.303	0.000	0.842	—	0.726	0.848	3	

表 4-4　正式量表条目

维度	条目
可及性	1. 能及时获得诊治和帮助
	2. 到家庭医生处方便（距离、交通方式）
	3. 就诊路上所花时间能接受
	4. 候诊时间能接受
横向连续性	5. 诊疗解释容易理解
	6. 对患者健康问题比较了解
	7. 知道患者正服用的所有药物
	8. 对患者及家属比较熟悉
纵向连续性	9. 能跟患者讨论并推荐上级医院
	10. 能帮需转诊患者预约挂号、联系转诊
	11. 能写下转诊原因（或填写转诊单）以供上级医院参考
	12. 能了解患者在上级医院治疗情况
	13. 提供后续治疗、跟踪随访

续表

维度	条目
综合性服务	14. 提供健康体检、健康评估
	15. 监测血压、血糖等疾病指标
	16. 提供随访服务
	17. 提供健康行为方面的指导
	18. 提供心理健康指导
技术性	19. 诊疗技术水平
	20. 用药服务
	21. 控制疾病发展
经济性	22. 药费容易接受
	23. 药品外其他费用（诊疗、检查等）容易接受
	24. 从看病费用的变化来看，签约比较划算

3. 正式调查 正式量表是在预测试项目筛选后新增了 5 个条目的基础上形成的，为更好地探究修订后量表的科学性，将正式调查的有效样本（n=1746）随机分为两部分，样本 1（n=843）用于项目分析、探索性因子分析和内部一致性信度检验，样本 2（n=903）用于维度相关分析和验证性因子分析。

（1）项目分析：首先，进行极端组检验，按照量表总分排序在前 27%、后 27% 将被调查者分为高、低两组，分别做独立样本 t 检验，结果显示，各条目的回答在高、低两组间的均数差异均有统计学意义（$P<0.05$），表明问卷区分度较好。其次，分析各条目与总分的相关性，结果显示，24 个条目与量表总分的相关系数在 0.477～0.708，表明相关程度均较高。最后，对量表进行内部一致性分析，结果显示，若删掉任何一个条目，则总量表的 Cronbach's α 系数均下降，表明内部一致性较好。

（2）探索性因子分析：通过 KMO 检验和 Bartlett 球形检验判断原有变量的相关性，以判断探索性因子分析对研究数据的适用性。结果显示，本量表的 KMO 检验值为 0.880，Bartlett 球形检验值显著（近似 χ^2=12492.540，$P<0.05$），表明样本 1 数据适合做探索性因子分析。采用主成分法提取公因子，以最大方差法进行因子旋转（表4-5）。保留特征值大于 1 的 6 个公因子，以适应原量表维度构想。各条目共同度在 0.468～0.870，因子负荷值均大于 0.4。因子分析的累计方差贡献率为 70.347%。

表 4-5　样本 1 探索性因子分析（n=843）

条目*	因子负荷值						共同度
	公因子 1	公因子 2	公因子 3	公因子 4	公因子 5	公因子 6	
1	0.103	0.354	0.389	**0.473**	0.178	0.146	**0.564**
2	0.058	0.103	0.120	**0.887**	0.117	0.119	**0.842**
3	0.103	0.181	0.180	**0.872**	0.116	0.144	**0.870**
4	−0.006	0.315	0.282	**0.530**	0.065	0.067	**0.468**
5	0.104	0.317	**0.663**	0.174	0.168	0.021	**0.609**
6	0.103	0.193	**0.813**	0.176	0.133	0.186	**0.792**
7	0.098	0.186	**0.807**	0.111	0.151	0.164	**0.757**
8	0.114	0.201	**0.741**	0.171	0.066	0.115	**0.649**
9	**0.864**	0.073	0.101	0.049	0.047	−0.002	**0.767**
10	**0.842**	0.051	−0.006	0.098	0.072	0.027	**0.727**
11	**0.876**	0.023	0.040	0.078	0.105	0.036	**0.787**
12	**0.843**	0.126	0.139	−0.010	0.071	0.131	**0.768**
13	**0.806**	0.140	0.140	0.003	0.04	0.117	**0.705**
14	0.161	**0.707**	0.213	0.230	0.135	0.237	**0.699**
15	0.119	**0.740**	0.217	0.220	0.137	0.241	**0.735**
16	0.105	**0.764**	0.156	0.064	0.081	0.158	**0.655**
17	0.060	**0.747**	0.251	0.127	0.099	0.099	**0.661**
18	0.049	**0.764**	0.135	0.110	0.158	0.030	**0.643**
19	0.104	0.089	0.121	0.076	**0.762**	0.143	**0.641**
20	0.076	0.165	0.132	0.088	**0.855**	0.160	**0.814**
21	0.127	0.274	0.209	0.199	**0.697**	0.174	**0.691**
22	0.086	0.124	0.103	0.071	0.241	**0.777**	**0.700**
23	0.075	0.303	0.198	0.151	0.173	**0.723**	**0.712**
24	0.088	0.146	0.132	0.132	0.074	**0.747**	**0.628**
特征值	**8.360**	**3.116**	**1.562**	**1.439**	**1.285**	**1.121**	—
贡献率（%）	34.832	12.983	6.509	5.995	5.356	4.672	**70.347**

*条目内容见表 4-4。

（3）内部一致性信度检验：量表的信度通过内部一致性来评价，采用 Cronbach's α 分析法来表示总量表及各维度之间的信度。Cronbach's α 系数可评价量表中各题项得分间的一致性，属于内在一致性系数，是指量表中所有可能的项目划分方法所得到的折半信度系数的均值。Cronbach's α 系数越接近 1 越好，且一般认为，Cronbach's α 系数＞0.7 表示量表信度较好。对量表进行 Cronbach's α 内部一致性检验，结果显示，总量表的 Cronbach's α 系数为 0.910，6 个公因子（维度）的 Cronbach's α 系数为 0.755～0.912，表明量表内部一致性信度较好。

（4）结构效度：本研究中，对量表的效度分析主要通过纬度间相关分析和验证性因子分析结果来评价。

1）维度相关分析：计算各维度与量表总分的相关系数结果显示 6 个维度均与总分高度相关（r=0.685、0.735、0.673、0.783、0.625、0.672，P 均<0.05）。进一步分析各维度间的相关系数，结果发现两两维度间的相关程度（r=0.557、0.203、0.527、0.400、0.418、0.296、0.602、0.401、0.410、0.326、0.221、0.276、0.430、0.430、0.463，P 均<0.05）均低于各维度与总分的相关程度，表明量表各维度之间相对独立。

2）验证性因子分析：采用 AMOS22.0 软件对数据进行验证性因子分析，结果显示：CMIN/DF=7.877，RMR=0.041，RMSEA=0.087，CFI=0.870，GFI=0.840，NFI=0.854。卡方与自由度之比受样本量影响较大，本研究中，除卡方与自由度之比稍大外，其余各主要拟合指数均基本达到了拟合范围，因此，判定模型拟合优度尚可接受。模型中各因子负荷为 0.50～0.93（图 4-1）。

三、农村家庭医生签约服务质量评价分析

（一）资料与方法

1. 问卷设计 主要通过问卷调查来测量 5GAP 模型中的签约居民感知服务质量差距（差距 5）和管理者感知期望差距（差距 1）。针对签约居民和管理者分别设计问卷，两套问卷内容均包括人口学资料和服务质量主题相关问题两部分。其中，在人口学部分中，签约居民问卷包括被调查者的性别、年龄、婚姻状况、受教育程度、医保类别、家庭常住人口数量、家庭常住人口年总收入、家庭常住人口年总支出、所患慢性病情况 9 个方面，管理者问卷包括性别、年龄、文化程度、职务类型、职称、本岗位工作年限 6 个方面。

两套问卷的服务质量主题相关部分均为前一研究阶段编制的量表内容，不同的是：签约居民问卷分别从感知和期望两方面了解居民对家庭医生签约服务测量项目的看法，拟在随后的数据分析中，将此两方面数据进行对比分析，进而测量签约居民感知服务质量差距（差距 5）；管理者问卷仅从对签约居民期望的感知水平这一方面来了解管理者对测量项目的看法，拟在随后的数据分析中，与签约居民问卷期望方面的数据进行对比分析，进而测量管理者感知期望差距（差距 1）。

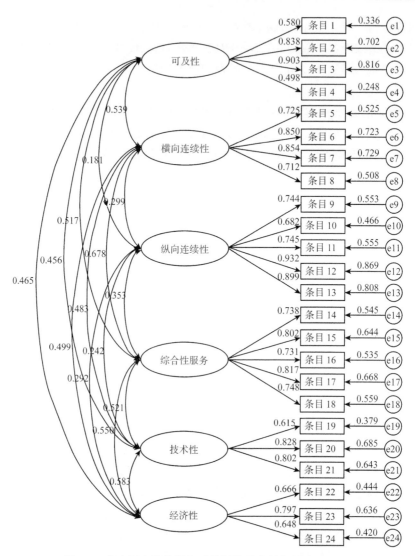

图 4-1 家庭医生签约服务质量评价量表的标准化路径图

2. 访谈设计 本研究访谈是为了弥补测量 5GAP 模型中的几个差距的问题难以用定量方法测量，主要包括服务标准差距（差距 2）、服务绩效差距（差距 3）、服务承诺差距（差距 4）这三个方面的测量。对管理者、一线工作家庭医生和签约居民三类人群分别进行访谈，管理者和乡村家庭医生的主题访谈内容主要围绕家庭医生签约服务成效、当前服务标准或服务规定（如服务的项目、频次、数量等要求）是否科学、制度和标准制定是否征求或采纳过家庭医生的意见和建议、家庭医生工作绩效表现、制度推行中的阻碍或困难等问题来开展；签约居民的主题访谈内容主要围绕对家庭医生签约服务的了解程度和与家庭医生的接触方式、签约服务承诺、宣传的方式及内容、实际服务效果及满意度等问题。

3. 调查地点　选定在江苏省开展正式调查，将典型抽样方法与分层整群抽样方法相结合。①县（区）的抽样：采用典型抽样方法，以签约服务模式（签约服务包内容、服务费支付方式等）为首要特征，其次考虑社会经济发展水平、当地的接受与合作性，抽取江苏省苏南、苏中、苏北 3 个典型县（区），具体为常州市武进区、南通市如东县、盐城市大丰区。②乡镇的抽样：采用分层抽样方法，将样本县（区）辖区内的全部乡镇按照社会经济发展水平划分为好、中、差三类（人均 GDP 是社会经济水平的主要排序指标），从每类中各随机抽取 1 个作为样本乡镇。③村的抽样：在每个样本乡镇中，再按照经济发展水平划分为好、中、差三类，每类各随机抽取 1 个村作为样本村。

4. 调查对象与资料收集

（1）定量问卷调查

1）需求方（居民）：采用整群抽样方法，对样本村符合条件的居民全部进行调查。调查对象具体的纳入标准是：①年龄在 60 周岁以上；②在过去一自然年内享有家庭医生签约服务；③患有糖尿病或高血压；④认知功能良好，愿意且能配合完成调查；⑤调查样本村的常住居民。相关的排除标准是：①患有癌症、艾滋病等严重疾病；②其他不适宜参与追踪调查的居民。主要通过村医联系签约患者在村卫生室进行集中调查，共计收回问卷 1814 份，按照预测试阶段的方法对问卷进行逻辑核查与数据清理，最终保留有效问卷 1746 份。

2）管理者：以样本县卫生健康委员会熟悉家庭医生签约服务工作的人员，以及样本乡镇卫生院分管家庭医生签约服务工作的院长（或副院长）、家庭医生团队长为调查对象，对调查期间在岗的、可调查到的全部对象进行问卷调查，共计收回有效问卷 117 份。

（2）定性访谈调查：采用目的抽样方法，选择大丰、如东、武进三个区县的家庭医生签约服务管理者、家庭医生和签约居民，进行半结构式访谈。样本量的确定以信息饱和即信息重复出现且不再出现新的主题为标准。最后选取了管理者、一线工作家庭医生和签约居民三类人群，包括区/县卫生健康委员会和乡镇卫生院中分管家庭医生签约服务工作的管理者 17 名、乡村家庭医生 17 名、患有高血压或糖尿病的老年签约居民 29 名。对此三类人群分别进行访谈，访谈前向访谈对象介绍研究目的及研究的内容与方法，获得知情同意后开始访谈和录音。访谈过程遵循匿名、自愿和保密的原则。

（二）农村家庭医生签约服务质量评价分析结果

1. 签约居民感知服务质量差距（差距 5）**分析**

（1）签约居民样本的一般情况：针对签约居民的调查，共发放问卷 1830 份，回收问卷 1830 份，回收有效问卷 1746 份，有效问卷回收率为 95.4%。其中，男性 785 位，占比为 45.0%，女性 961 位，占比为 55.0%；平均年龄为（71.28±6.14）岁；婚姻状况中已婚/同居者占比最大，为 82.6%；文化程度以小学居多（40.3%）；医保类型集中在居民基本医疗保险（98.3%），其中新农合占比为 54.3%，城镇/城乡居民基本医疗保险占比为 39.6%，城镇职工基本医疗保险占比为 4.4%；家庭常住人口以 2 人者居多（55.3%）；家庭常住人口人均年收入和人均年支出均以5000 元以下者居多，占比分别为 34.2% 和 43.8%（表 4-6）。

表 4-6　签约居民样本描述性统计（n=1746）

基本情况		人数（人）	构成比（%）
性别	男	785	45.0
	女	961	55.0
年龄（岁）	[60, 65)	258	14.8
	[65, 70)	458	26.2
	[70, 75)	522	29.9
	[75, 80)	339	19.4
	≥80	169	9.7
婚姻	未婚	9	0.5
	已婚/同居	1442	82.6
	离婚/分居	7	0.4
	丧偶	288	16.5
文化程度	文盲	454	26.0
	小学	703	40.3
	初中	456	26.1
	高中及以上	133	7.6
医保类型	新农合	950	54.3
	城镇/城乡居民基本医保	691	39.6
	城镇职工基本医保	76	4.4
	公费医疗	3	0.2
	商业医保	8	0.5
	无医保（全自费）	18	1.0
家庭常住人口	1 人（独居）	196	11.2
	2 人	966	55.3
	3 人及以上	584	33.4
家庭常住人口人均年收入（元）	<5000	598	34.2
	[5000, 10000)	389	22.3

续表

基本情况		人数（人）	构成比（%）
	[10000, 15000)	244	14.0
	[15000, 20000)	182	10.4
	≥20000	333	19.1
家庭常住人口人均年支出（元）	<5000	765	43.8
	[5000, 10000)	574	32.9
	[10000, 15000)	222	12.7
	[15000, 20000)	89	5.1
	≥20000	96	5.5

（2）家庭医生签约服务质量评价

1）服务质量评价方法：本研究采用居民对服务项目的感知值与期望值之差来评价家庭医生签约服务质量。以 Q 表示签约服务质量，P 表示签约居民对服务的感知，E 表示签约居民对服务的期望，则 $Q=P-E$。当 $Q>0$ 时，表示居民对家庭医生签约服务的感知水平高于其对服务的期望水平，说明居民对家庭医生签约服务有很高的评价，满意度高，可以认为家庭医生签约服务质量高；当 $Q=0$ 时，表示居民对家庭医生签约服务的感知水平与期望水平持平，说明居民对家庭医生签约服务有较高的评价，满意度较高，可以认为家庭医生签约服务质量较高；当 $Q<0$ 时，表示居民对家庭医生签约服务的感知水平低于其对服务的期望水平，说明居民对家庭医生签约服务评价不高，满意度不高。

对于量表中各具体题项、各维度及总量表的家庭医生签约服务感知与期望差距的分析采用差值计算和 t 检验方法，具体计算方法如下：

将第 m 个具体题项的服务质量评价得分计作 Q_m，其计算公式为：

$$Q_m = \overline{P_m} - \overline{E_m} \tag{6}$$

其中，$\overline{P_m}$ 为签约居民对该题项的感知得分的平均值，$\overline{E_m}$ 为签约居民对该题项的期望得分的平均值。

将第 i 个量表维度的服务质量评价得分计作 Q_i，其计算公式为：

$$Q_i = \frac{1}{k} \sum_{m=1}^{k} Q_m \tag{7}$$

其中 Q_m 表示该维度下某具体题项的服务质量评价得分，k 表示该维度下包含的总题项数。

整个量表的总体服务质量评价得分计作 TQ，其计算公式为：

$$TQ = \sum_{i=1}^{n} W_i Q_i \tag{8}$$

其中 W_i 表示第 i 个维度的权重，Q_i 表示第 i 个维度的服务质量评价得分，n 表示量表包含的全部维度数量。

2）数据初步分析：首先对签约居民的感知、期望及服务质量（感知-期望）数据进行初步分析（表4-7）。

表 4-7　签约居民感知、期望及服务质量的初步分析结果

维度	题项[*]	感知 [a]	期望 [a]	感知-期望 [a]	t	P
可及性	T1	4.538±0.641	4.872±0.376	−0.333±0.571	−24.413	<0.001
	T2	4.473±0.751	4.877±0.335	−0.404±0.723	−23.365	<0.001
	T3	4.491±0.701	4.846±0.371	−0.355±0.665	−22.310	<0.001
	T4	4.493±0.649	4.828±0.404	−0.336±0.628	−22.346	<0.001
横向连续性	T5	4.571±0.601	4.879±0.340	−0.308±0.577	−22.256	<0.001
	T6	4.591±0.595	4.879±0.345	−0.288±0.564	−21.290	<0.001
	T7	4.607±0.601	4.878±0.351	−0.271±0.568	−19.931	<0.001
	T8	4.562±0.689	4.838±0.436	−0.277±0.638	−18.104	<0.001
纵向连续性	T9	3.521±0.954	4.308±0.972	−0.786±1.042	−31.529	<0.001
	T10	3.326±0.975	4.216±1.040	−0.889±1.100	−33.786	<0.001
	T11	3.388±0.942	4.232±1.000	−0.844±1.069	−32.986	<0.001
	T12	3.566±0.932	4.407±0.904	−0.841±1.009	−34.807	<0.001
	T13	3.604±0.938	4.433±0.892	−0.829±1.105	−34.147	<0.001
综合性服务	T14	4.533±0.631	4.858±0.384	−0.325±0.606	−22.424	<0.001
	T15	4.595±0.617	4.870±0.355	−0.275±0.575	−20.027	<0.001
	T16	4.477±0.784	4.848±0.423	−0.371±0.707	−21.944	<0.001
	T17	4.498±0.726	4.827±0.427	−0.329±0.653	−21.080	<0.001
	T18	4.338±0.861	4.719±0.584	−0.380±0.748	−21.232	<0.001
技术性	T19	4.162±0.709	4.826±0.398	−0.664±0.718	−38.630	<0.001
	T20	4.290±0.726	4.812±0.426	−0.522±0.708	−30.812	<0.001
	T21	4.375±0.700	4.828±0.404	−0.453±0.657	−28.824	<0.001
经济性	T22	4.016±0.958	4.826±0.411	−0.810±0.965	−35.100	<0.001
	T23	4.296±0.841	4.840±0.403	−0.544±0.808	−28.140	<0.001
	T24	4.197±0.908	4.832±0.412	−0.635±0.884	−30.013	<0.001

*题项内容可参见表4-4；a 表内数据为"均数±标准差"。

签约居民对服务的感知，除在纵向连续性维度的几个题项的均值在区间 [3.33，3.60] 中，其余各题项均值的最低值为4.02，对应题项 T22 "在家庭医生处，药品费用容易接受"，最高值为4.61，对应题项 T7 "家庭医生知道您正服用的所有药物"。这提示签约居民对纵向连续性服务的感知水平较低，而对其他各项服

务的感知水平相对较好。

签约居民对服务的期望，在各题项的均值在区间[4.22，4.88]中。这提示居民对家庭医生签约服务的期望水平普遍较高。与感知水平相一致的是，连续性维度的几个题项的均值在区间[4.22，4.43]中，较其他维度各项目的均值（[4.72，4.88]）低。居民期望均值最低的题项为 T10"需要转诊时，家庭医生能帮您预约挂号、联系转诊（上级医院）"，有 4 个题项的期望均值并列最高，分别是 T2"您到家庭医生处方便（距离、交通方式）"、T5"诊疗中，家庭医生的解释容易理解"、T6"家庭医生对您的健康问题比较了解"、T7"家庭医生知道您正服用的所有药物"。

由配对 t 检验结果可知，签约居民对家庭医生签约服务质量的感知值在 24 个量表题项均低于期望值（P 均<0.05），签约居民对服务质量（感知-期望）的评价得分均小于 0。这提示调查地的家庭医生签约服务质量在各个项目上均未达到居民期望。其中，感知与期望差距最小的题项为 T7"家庭医生知道您正服用的所有药物"，差距最大的题项为 T10"需要转诊时，家庭医生能帮您预约挂号、联系转诊（上级医院）"。

3）总体质量评价：乘积标度法是基于层次分析法提出的一种较灵活的赋权方法，以指标的实测资料为基础，对各指标内在客观的重要性进行两两比较，对重要性差异进行标度，重要性"相同"的指标标度均取值为 1，重要性"稍微大"的指标标度取值为 1.354，重要性比"稍微大"还"稍微大"的取值为 1.354*1.354，以此类推。

本研究将签约居民的期望水平与其对签约服务的重视程度相对应，即签约居民对某一维度或某一具体服务项目的期望值越高，则其对该维度或该服务项目的重视程度就越高。数据分析得出各维度的期望水平，分别为：可及性平均期望为（4.856±0.296），横向连续性平均期望为（4.868±0.301），纵向连续性平均期望为（4.319±0.876），综合性服务平均期望为（4.824±0.335），技术性平均期望为（4.822±0.356），经济性平均期望为（4.833±0.348），进而对各维度按照期望水平排序进行赋权，得到可及性、横向连续性、纵向连续性、综合性服务、技术性、经济性的权重，分别为 0.254、0.344、0.076、0.139、0.139、0.188（表4-8）。

表4-8　各维度赋权表

维度	居民期望	期望排序	赋权比例	权重
可及性	4.856±0.296	2	1*1.354*1.354*1.354	0.218
横向连续性	4.868±0.301	1	1*1.354*1.354*1.354*1.354	0.295
纵向连续性	4.319±0.876	5	1	0.088

续表

维度	居民期望	期望排序	赋权比例	权重
综合性服务	4.824±0.335	4	1*1.354	0.119
技术性	4.822±0.356	4	1*1.354	0.119
经济性	4.833±0.348	3	1*1.354*1.354	0.161

当签约居民对服务的感知水平与期望水平相等时，取 TQ 为 100；当签约居民对服务的感知与期望的差值的负分绝对值最大，即"$\min(P)-\max(E)$"时，取 TQ 为 0，也即 TQ 介于 0 和 100 之间。则家庭医生签约服务质量能够达到居民期望的程度（以百分比计）可表示为：

$$TQ_p = \frac{TQ-\left[\min(P)-\max(E)\right]}{0-\left[\min(P)-\max(E)\right]}\times100\% \tag{9}$$

本研究中，由式（8）计算得 TQ 的值，即整个量表的总体服务质量评价得分为-0.500，这表明总体上调查对象感知到的家庭医生签约服务尚未达到其期望的水平，家庭医生签约服务质量尚不能令签约居民满意。由式（9）计算得 TQ_p 结果，为 87.5%，这表明当前家庭医生签约服务质量能够达到居民期望的87.5%。

4）维度质量评价：从维度层面来看，纵向连续性维度的感知与期望之差的绝对值最大，达到-0.838，说明与其他维度相比，纵向连续性是家庭医生签约服务质量中最需要加强的一个方面。感知与期望之差的绝对值位于第二、三位的维度分别是经济性和技术性，而这两个维度的期望水平相比可及性和横向连续性而言较低，说明签约经济性和技术性的服务质量差距主要归因于感知水平，即签约居民较差的体验，提示经济性和技术性两维度也是需要重点提升的方面。可及性、综合性服务和横向连续性三个维度的居民期望较高，而患者体验也相对较好，故而其感知与期望的差距相对其他几个维度而言并不显著，服务质量相对较好（图 4-2）。

5）题项质量评价：IPA（importance performance analysis）法又称"重要性-表现程度"分析法，它提供了一个双重机制，可用来评估需方对服务的属性偏好（importance），同时可以评估服务提供方在这些属性上的表现程度（performance）。这一分析方法有助于理解需方满意感，并明确服务质量应优先改进的领域，分析结果较为直观。

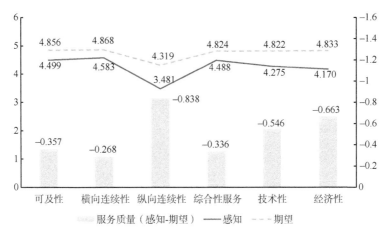

图 4-2　维度质量评价图

本研究拟用 IPA 法来分析签约居民对服务质量的感知与期望在具体题项上的差距：①签约居民的期望水平对应其对服务质量的重视程度，即"重要性"（importance）；感知水平对应家庭医生在签约服务方面的表现情形，即"表现程度"（performance）。②以表现程度为横轴，重要程度为纵轴，并以总体均值作为象限分界线，将各服务项目标示在二维坐标空间中。③以等级中点为分隔点，将空间分为 4 个象限（图 4-3）。

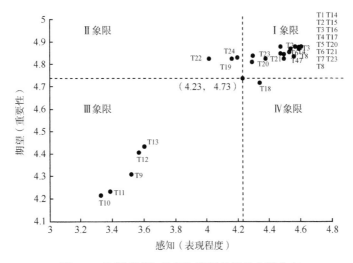

图 4-3　各题项感知均值与期望均值的象限分布

Ⅰ象限：为重要程度相对较高且实际表现也相对较好的区域。结合本研究内容，可理解为居民对落在该象限的家庭医生签约服务项目期望水平较高，且感知水平也较好。可及性维度下的 4 个题项、横向连续性维度下的 4 个题项、综合性服务维度下的 4 个题项及技术性维度下的"家庭医生能提供很好的用药服务（包括用药指导，以及所开药品的质量、品种）"和"家庭医生能很好地帮您控制疾病发展" 2 个题项、经济性维度下的"在家庭医生处，除药品外的其他费用（诊疗费、检查费等）容易接受" 1 个题项落于这个区域，表明当前的家庭医生签约服务在大部分指标（15/24）上表现为居民的期望和感知水平都较高，这些家庭医生签约服务项目的质量需要继续保持。

Ⅱ象限：为重要程度相对较高但实际表现相对较差的区域。结合本研究内容，可理解为居民对落在该象限的家庭医生签约服务项目期望水平较高，但感知水平较差。T19"家庭医生具有很好的诊疗技术水平"、T22"在家庭医生处，药品费用容易接受"、T24"从签约前、后的看病费用的变化来看签约比较划算" 3 个题项落于这个区域。这提示在下一步家庭医生签约服务质量改进工作中，这些题项所指的服务为加强改善的重点。

Ⅲ象限：为重要程度较低且实际表现也相对较差的区域。结合本研究内容，可理解为居民对该落在该象限的家庭医生签约服务项目期望水平较低，且感知水平也较差。纵向连续性维度下的 5 个题项均落于该区域，包括"需要转诊时，家庭医生能向您推荐可以进一步诊疗的上级医院"、"需要转诊时，家庭医生能帮您预约挂号、联系转诊（上级医院）"、"需要转诊时，家庭医生能写下转诊原因（或填写转诊单）以供上级医院参考"、"转正后，家庭医生能了解您在上级医院治疗的情况"及"在上级医院就诊结束后，家庭医生提供后续治疗、跟踪随访"。

Ⅳ象限：为重要程度较低但实际表现相对较好的区域。结合本研究内容，可理解为居民对落在该象限的家庭医生签约服务项目期望水平相对较低，但感知水平相对较高。仅"家庭医生能提供心理健康指导（不良情绪疏导、心理健康知识宣教等）" 1 个题项落于该区域。这提示家庭医生在心理健康指导上的服务提供"过度"，在下一步家庭医生签约服务质量改进工作中，该项优先顺序较低。

2. 管理者感知期望差距（差距 1）分析 本研究以问卷调查形式分别测量了管理者（包括区/县卫生健康委员会人员、乡镇卫生院分管院长、家庭医生团队长）对居民期望的感知水平和居民自身对家庭医生签约服务的期望水平，以此来分析管理者感知期望差距（表 4-9、表 4-6）。

表 4-9　管理者样本描述性统计（n=117）

	基本情况	人数	构成比（%）
性别	男	72	61.5
	女	45	38.5

续表

	基本情况	人数	构成比（%）
年龄（岁）	<30	3	2.6
	[30，40）	18	15.4
	[40，50）	73	62.4
	≥50	23	19.6
文化程度	高中（中专）及以下	9	7.7
	大专	34	29.1
	本科	73	62.4
	硕士及以上	1	0.9
职称	无	8	6.8
	初级	18	15.4
	中级	33	28.2
	副高	50	42.7
	高级	8	6.8
职务类型 [a]	区/县卫生健康委员会人员	15	12.8
	乡镇卫生院分管院长	27	23.1
	家庭医生团队长	87	74.4
岗位工作年限（年）	<10	15	12.8
	[10，20）	18	15.4
	[20，30）	65	55.6
	≥30	19	16.2

a 有 12 位调查对象既是"乡镇卫生院分管院长"，又是"家庭医生团队长"。

　　将管理者对签约居民期望的感知的问卷数据与签约居民实际期望的问卷数据进行两样本 t 检验分析，结果表明，除纵向连续性维度中的 3 个题项表现为管理者认为的居民期望程度与居民实际期望程度差异无统计学意义（$P>0.05$）以外，其余 21 个题项均表现为签约居民对服务质量的期望程度高于管理者认为的居民期望程度（P 均 <0.05）（表 4-10），这提示 5GAP 模型存在管理者感知期望差距。

表 4-10　患者期望与管理者感知的患者期望差异分析

维度	题项[*]	患者期望 [a]	管理者感知的患者期望 [a]	t	P
可及性	T1	4.87±0.376	4.41±0.733	−6.751	<0.001
	T2	4.88±0.335	4.14±0.899	−8.868	<0.001
	T3	4.85±0.371	4.06±0.844	−10.013	<0.001
	T4	4.83±0.404	4.09±0.830	−9.490	<0.001

续表

维度	题项*	患者期望 a	管理者感知的患者期望 a	t	P
横向连续性	T5	4.88±0.340	4.21±0.729	−9.793	＜0.001
	T6	4.88±0.345	4.21±0.717	−9.952	＜0.001
	T7	4.88±0.351	4.19±0.787	−9.419	＜0.001
	T8	4.84±0.436	4.19±0.819	−8.507	＜0.001
纵向连续性	T9	4.31±0.972	4.40±0.788	1.230	0.221
	T10	4.22±1.040	4.21±0.889	−0.026	0.979
	T11	4.23±1.000	4.26±0.811	0.311	0.757
	T12	4.41±0.904	4.03±0.830	−4.673	＜0.001
	T13	4.43±0.892	4.20±0.883	−2.777	＜0.001
综合性服务	T14	4.86±0.384	4.32±0.786	−7.280	＜0.001
	T15	4.87±0.355	4.52±0.677	−5.518	＜0.001
	T16	4.85±0.423	4.43±0.686	−6.551	＜0.001
	T17	4.83±0.427	4.38±0.705	−6.704	＜0.001
	T18	4.72±0.584	4.21±0.818	−6.566	＜0.001
技术性	T19	4.83±0.398	4.38±0.729	−6.481	＜0.001
	T20	4.81±0.426	4.47±0.714	−5.112	＜0.001
	T21	4.83±0.404	4.29±0.777	−7.404	＜0.001
经济性	T22	4.83±0.411	4.28±0.775	−7.527	＜0.001
	T23	4.84±0.403	4.18±0.773	−9.160	＜0.001
	T24	4.83±0.412	4.21±0.859	−7.726	＜0.001

* 题项内容可参见表 4-4；a 表内数据为"均数±标准差"。

3. 质量标准差距（差距 2）分析　本研究通过分析 17 名区/县卫生健康委员会和乡镇卫生院中分管家庭医生签约服务工作的管理者，以及 17 名乡村家庭医生的访谈资料来研究质量标准差距（表 4-11，表 4-12）。通过分析，提炼出 3 个子主题：家庭医生意见征求不普遍不充分、签约服务内容对居民吸引力不大、部分签约服务项目欠缺基层操作可行性。

表 4-11　受访管理者的一般资料（n=17）

编码	性别	年龄（岁）	教育程度	职务	岗位工作年限（年）
M1	—	—			
M2	男	46	本科	区/县卫生健康委员会副主任	3
M3	男	49	本科	区/县卫生健康委员会副主任	10
M4	男	47	大专	乡镇卫生院副院长	25

编码	性别	年龄（岁）	教育程度	职务	岗位工作年限（年）
M5	男	47	大专	乡镇卫生院副院长	25
M6	男	48	本科	乡镇卫生院院长	2
M7	男	47	本科	乡镇卫生院副院长	26
M8	女	48	本科	乡镇卫生院副院长	28
M9	女	44	本科	乡镇卫生院副院长	19
M10	男	48	本科	乡镇卫生院副院长	23
M11	女	44	本科	乡镇卫生院副院长	44
M12	男	41	本科	乡镇卫生院副院长	5
M13	女	52	本科	乡镇卫生院院长	27
M14	男	45	大专	乡镇卫生院院长	26
M15	男	47	本科	乡镇卫生院院长	28
M16	男	50	大专	乡镇卫生院院长	10
M17	男	48	大专	乡镇卫生院院长	29

注："—"表示缺失值。

表 4-12　受访乡村家庭医生的一般资料（$n=17$）

编码	性别	年龄（岁）	教育程度	职务	岗位工作年限（年）
D1	女	46	中专	村卫生室室长	20
D2	女	50	中专	村卫生室室长	33
D3	女	51	中专	村卫生室医生	35
D4	男	41	中专	村卫生室医生	22
D5	女	42	中专	村卫生室室长	20
D6	男	56	中专	村卫生室室长	41
D7	女	46	中专	村卫生室医生	26
D8	女	30	中专	村卫生室医生	8
D9	男	58	大专	村卫生室室长	40
D10	女	43	中专	村卫生室室长	7
D11	男	63	初中	村卫生室室长	44
D12	女	46	大专	村卫生室医生	27
D13	男	53	中专	村卫生室医生	33
D14	女	33	本科	村卫生室医生	5
D15	女	50	大专	村卫生室医生	30
D16	女	29	大专	村卫生室医生	5
D17	女	50	中专	村卫生室医生	20

（1）家庭医生意见征求不普遍不充分：部分管理者和乡村家庭医生表示，在制订家庭医生签约服务相关制度标准时，征求过家庭医生的意见和建议。M2："让各个卫生院汇总、反馈过有关建议、意见，我们据此也不断完善家庭医生签约服务包。"①M4："当时卫计（健）委先发的征求意见稿，待各镇收集（意见）反馈，修订以后再实施的。"M8："有征求意见，通过村医、临床医生和负责人座谈会的形式。"D14："领导会先跟我们统一开会，会上问下大家对家庭医生相关制度的建议。有些建议，领导也会采纳，比如有的地方进度跟不上，领导会再安排人手。"

而更多的受访者认为，在制订家庭医生签约服务相关制度标准时，对基层医生的意见征求并不充分甚至有的基层医生未被征求过意见和建议。M9："卫计（健）委发了一个家庭医生签约服务的相关标准供传阅，一般对于委里发的文件，我们医生不会提太多的反对意见，因其基本是成型的。"M13："我们是最基层的医生，觉得咨询（意见）不是太够。"D1："这些文件都是医院领导说的（传达），我们医生基本是听取领导们意见。我们的意见领导们有时也会采纳，只是采纳的很少。"D2："没有（征求意见），其实上面发的文件有时也有问题，但我们医生基本也按照文件执行。"D9："比如领导在会前或会后（跟我们）交流一下，这个是可以的，但没有在会上真正讨论过，会前或会后讨论的意见也没怎么被采纳。"D16："局里发下来是什么标准就是什么标准，没有（征求意见），就是上面发下来文件是什么样的要求，我们就按这个要求去做。"

（2）签约服务内容对居民吸引力不大：部分受访者认为当前的签约服务包的项目内容未很好地契合居民需求，对居民的吸引力不足，导致签约居民的获得感和配合度不高。M3："目前签约服务针对性还不够强……，以居民健康需求为导向的个性化签约服务不足，居民获得感不强。"M17："虽然说针对慢病人群，有几个签约包吧，通常是高血压、糖尿病这种（疾病的）签约包，但是相对来说，对群众的吸引力也不是太大。"D1："比如付费服务包，有居民觉得作用不大。签约服务诊疗费，每次减两元钱，有居民能理解，有（的）居民觉得（减免）两元钱没意思。医院能开好多种药，但我们这不能开很多，（最多）只能开一个月的药，而在医院却能开三个月的（药）。"D16："服务项目和频次基本上都觉得不太合理。比如居民的配合度，要求是签约后一年内至少有四次到五次的面对面随访。其实大部分居民是不愿意配合的，他们觉得自己不需要，随访没有什么意义。比如要求是一年内对签约居民测四次血压，但现在测血压比较方便，电子血压仪和药店测血压都比较普及，居民觉得自己在家或去药店就可以测血压，用不着一定要到我们这里测，（我们）没有吸引他们的地方。依我来看，居民没有

---

① 此类内容为访谈资料的如实呈现，旨在确保访谈内容的真实性与原始性，未对其进行过多修改。

获得感,我们现在提供的服务对他们而言是可有可无的。""从我和居民(的)接触来看,居民可能更需要的是我能给他们开长处方,比如有(的)居民年纪特别大,其因为距离近才选择来我们卫生室配药,但卫生室配药也有要求,若涉及医保报销,这种药不能超过一个月的量。还有需要加大优惠力度,比如居民签了家庭医生之后,一年我的门槛费可以低,或者可以报销得更多。因为可能对于有些老年人或者居民来说,又有高血压又有糖尿病,吃药的(经济)负担很重……目前居民在家庭医生处拿药是没有任何优惠的。"

(3)部分签约服务项目欠缺基层操作可行性:部分受访者表示,家庭医生签约服务包的内容不尽合理,本研究将不合理之处归纳为两方面。一是部分项目未充分匹配基层设备和技术水平,导致服务无法顺利开展。M1:"有的套餐服务项目不适合基层,如妇科肿瘤套餐中的钼靶(检查项目)无法开展。"M9:"健康体检包中有个系统的健康评估,我们医生都没有接受过培训,不会也没时间给居民做健康评估。"D3:"签约服务是个好事,但有一些细节可能跟不上,比如签约后要给肺气肿病人吸氧或雾化,相关设备到现在仍没有到位。"二是非诊疗项目占比过大,且非诊疗服务项目的工作量与基层人力资源数量不匹配,超出家庭医生工作负荷承受值,致使服务开展存在一定困难。分析发现,主要的压力源服务项目为面对面随访、孕产妇管理等各项基本公共卫生服务、健康档案及其它各类表格填报、电子信息重复性录入、应对检查考核等。M3:"慢病患者管理的服务规范,如每年至少四次免费面对面随访,对多数家庭医生签约服务团队来说,较难做到,因为基层医务人员人手少,医疗、公共卫生服务等工作很多,忙不过来。"M9:"上门服务,我们这没有办法按照标准执行到位。"M14:"我们团队里好多的人员,尤其是团队长,把好的(主要)精力都花在了无谓的工作、机械的工作上。比如要求提前填好全部签约单,以便在现场签约的时候节省时间,缩短整个过程。因此在健康体检之前,团队长和团队成员就开始加班加点填单子,这是一种机械的工作,不要(不应该)花太多的精力在这上面。"M15:"签约率高的同时还面临着一些问题,如家庭医生在执行过程中,由于服务的人多、签约服务包多,团队不一定能执行所有的项目,有些主流项目(如体检)我们能执行,有的项目执行起来就有一些困难。"D4:"目前村医承担太多重复性的报表填报工作,工作量大且花费时间多,需要简化资料填报工作。资料电子化还要纸质打印,资料这部分工作量太大,需要简化流程。"D12:"公卫的任务都要我们(乡村家庭医生)去做,如慢病、高血压、糖尿病、精神病、死亡或出生、孕产妇管理、肺结核、建档案、预防接种……"D13:"有的签约服务工作没有具体分工,裁定模糊。随访是一定要我们村医做的,随访记录的纸质数据录入电脑上也是村医做的。"D17:"负担重,公共卫生服务这块压力真的很大且工作量多。"

4. 服务绩效差距（差距 3）**分析**　同质量标准差距一样，本研究通过分析 17 名区/县卫生健康委员会和乡镇卫生院分管家庭医生签约服务工作的管理者，以及 17 名乡村家庭医生的访谈资料来研究服务绩效差距（表 4-11，表 4-12）。通过分析，提炼出 3 个子主题：基层家庭医生数量紧缺，提供服务吃力；基层家庭医生服务能力欠缺；激励机制不足以调动家庭医生工作积极性。

（1）基层家庭医生数量紧缺，提供服务吃力：几乎所有的受访者都认为基层家庭医生数量不足，人均工作负荷大，此问题尤其以乡村一级的家庭医生为甚，在按照服务标准来提供服务过程中，存在困难。M1："基层医务人员偏少，工作量大。团队协作困难，团队人员都有满负荷的工作。"M3："因为基层医务人员人手少，医疗、公共卫生服务等工作很多，忙不过来……基层很难招聘到人才。"D1："卫计（健）委要求我们医生干什么，我们基本上都能完成，都是克服困难，事情太多了。"D4："（工作负担）重，非常重，非常重，每天平均 10 小时，365 天没有一天休息，除非自己生病，真没有休息（时间）。"D6："现在乡村医生人很少，事情做不过来，事情太多、压力太大。"D7："我们医生的工作量大、时间长、负担重。并不是下了班就没有事情，每天眼睛一睁就要开始上班，没有双休日和节假日"。D15："工作负担重，完成有点困难。因为村卫生室就我一个村医，要承担的工作太多了，不仅要服务 1500 多名签约居民，还要承担日常诊疗工作。"D17："（家庭医生）签约服务内容都能执行，比如老年人签约率、重点人群签约率、随访都可以完成，利用上班和额外休息时间也能做好，但任务量大。"

（2）基层家庭医生服务能力欠缺：不少受访者认为家庭医生签约服务能力不足是影响服务质量的重要因素之一，能力不足具体表现为家庭医生专业知识不足、老龄化问题突出、信息化操作技能欠缺等方面。M1："健康团队成员对签约服务方面的专业知识还掌握不全。"M6："村医最大的问题是业务知识这部分，他不可能做到像专科医生一样……我们乡镇村医的年龄和知识结构都欠缺，乡镇划分为东片区和西片区，东片区村医的平均年龄约 50 岁，西片区村医的平均年龄约 46 岁，村医年龄较大，因此他们接受新知识的速度较慢，相互推进签约服务工作较困难。"M8："每个村要求至少有两名医务人员负责签约服务，但目前很多村是由退休返聘乡村医生去承担签约任务。"M11："目前家庭医生大部分是乡村医生，这些人员年龄和素质参差不齐，许多 55 岁以上的乡村医生还在承担签约服务工作，但可能他们服务能力有限。"M14："虽然说家庭医生是全科医生，但是他们的知识面还比较局限……随着人才的老化，好多年纪大的乡村家庭医生不会使用信息化平台。"D2："现在医生人手太少，比如说我们村卫生室只有两名村医，其中有一名村医年纪比较大，他基本不会操作电脑，相关工作和任务只能由另外一名村医完成。"D10："有部分年纪大的医生不会使用电脑，于是他们就不负责电脑操作部分工作，只负责给居民量血压和看病。电脑操作部分工作全部由年纪轻的医生负责。"D12："我们村卫生室只有两位医生，一位年纪大的医生电脑操作（能力）肯定是不行的，工作任务都是由我一个人承担。我们工作也没有做到这么细致，具体也不清楚合理不合理，但按照签约服务内容要求，我们肯定是做不到。"

（3）激励机制不足以调动家庭医生工作积极性：通过对访谈稿的分析发现，家庭医生签约服务激励机制尚不完善。家庭医生的待遇虽较以前有所提升，但仍与当前超负荷的工作量不匹配，不足以调动工作积极性。值得注意的是，家庭医生的待遇诉求主要集中体现在经济激励方面。M6："（缺乏）进一步推广签约服务的动力，没有一定经济杠杆支撑的话，签约服务是不好推广的……目前没有将医生的劳动价值全部都体现出来，想按照服务标准来执行，是不可能的。"M8："医生工资挺低的，还要下乡。若要落实工作、调动医生们积极性，仍需提高他们的工资水平。"M9："我们乡镇卫生院的医生参与度不高，由于补偿机制和绩效考核等因素，我们乡镇卫生院分管部门也没有抓手和方法去激励医生们开展这项工作。"D10："收入水平跟工作复杂程度不成正比，工作内容太繁琐、太多太杂。"

5. 承诺差距（差距4）分析　本研究通过签约居民的访谈资料来分析承诺差距（表4-13）。通过分析，提炼出3个子主题：家庭医生签约服务概念和内涵宣传不足、家庭医生签约服务项目宣传或服务承诺未深入人心、承诺基本兑现且居民满意度较高。

表4-13　签约居民受访者的一般资料（$n=29$）

基本情况		人数（人）	构成比（%）
性别	男	23	79.3
	女	6	20.7
年龄（岁）	[60，65)	7	24.1
	[65，70)	14	48.3
	[70，75)	4	13.8
	[75，80]	4	13.8
文化程度	小学	6	20.7
	初中	11	37.9
	高中/中专	12	41.4
病种	高血压	18	62.1
	糖尿病	7	24.1
	高血压、糖尿病	4	13.8

（1）家庭医生相关概念和内涵宣传不足：约 1/2 的受访居民表示对家庭医生签约服务表示知道或了解，近 1/3 的居民声称自己不了解或不知道家庭医生签约服务。但深度追问后，发现全部受访者都或多或少地享受过家庭医生签约服务，如血压和血糖监测、诊所或电话或上门随访、健康体检、诊疗费减免等服务。整体显示受访居民对家庭医生签约服务概念和内涵上的认知还比较欠缺，进一步反映出调查点对家庭医生签约服务的宣传效果欠佳。R17："我对家庭医生签约服务不是很了解，但知道有专门负责自己（健康）的医生。我平时和医生接触挺多的，医生每周都过来给我量两三次血压。"R22："我听村医提过家庭医生，但不太了解。我接受过看病、测血糖服务，但没接受过体检服务。"R28："我对家庭医生签约服务内容不是全部了解，只接受过家庭医生量血压、测血糖和看病服务。"

（2）家庭医生签约服务项目宣传或服务承诺未深入人心：除上段所述的一些受访者不了解或不知道家庭医生签约服务外，剩下的一半被访者也基本不了解具体服务项目或服务承诺。R4："我记得家庭医生团队承诺过签约后有一些好处，但具体是哪些好处记不清了。"R24："我没听说过可以预约/转诊到大医院这项服务。"R19："我不知道家庭医生签约服务有哪些承诺，目前只知道有开药和测血压的服务项目。"即便有少数被访者称接触过家庭医生签约服务项目的宣传或得到过相关承诺，但也无法详细说明具体涵盖哪些方面。例如，R15："我听到卫生室统一宣传家庭医生签约服务，告知过具体（包含）哪些服务。"这表明，在家庭医生签约服务工作中，政府及服务提供方对具体项目内容的宣传力度不足，致使居民未能充分理解家庭医生签约服务项目所带来的实惠与意义。

（3）承诺基本兑现且居民满意度较高：没有受访者提出有签约服务承诺未兑现的情况，受访者普遍对家庭医生签约服务质量，特别是乡村家庭医生的服务态度表示满意。R5："医生工作做得可以，比如医生打电话告诉我要来量血压，医生也都帮忙量。"R10："我签约服务后，今年享受了两次体检服务，并且医生态度很好。（团队是否兑现，承诺过签约后的一些优惠？）兑现了。"R13："签约服务有承诺，我知道并享受过转诊、预约挂号等服务优惠，但具体优惠多少不太清楚。医生有过电话随访，但上门服务比较少。医生会定期量血压，并给出健康指导与咨询。"R20："签约服务承诺了几次免费体检、可帮忙转诊到大医院、定期测血糖血压等。目前我接受过体检和量血压服务，但没经历过转诊，因为目前没有转诊需要。"但也有个别被访者对签约服务的一些项目提出反对意见，如R4："（团队医生除了除了看病，还会给您提供什么服务？），就讲课（指乡镇卫生院健康团队下乡开展健康知识讲座），我嫌烦。"

四、小　　结

本章第一部分基于 5GAP 模型的理论思想和分析路径，构建了基于差距补救的家庭医生签约服务质量评价与改进分析框架。第二部分，在文献分析和理论分析框架基础上，编制并修订了农村家庭签约服务质量评价量表。第三部分，开展实证调查，从供需双方五个差距环节，包括签约居民感知服务质量差距（差距5）、管理者感知期望差距（差距1）、质量标准差距（差距2）、服务绩效差距（差距3）、承诺差距（差距4），全面系统地评价了家庭医生签约服务质量现况。

第五章　农村基层医务人员工作现状研究

一、家庭医生签约服务激励模型的构建

（一）家庭医生签约服务激励机制的理论基础

自 20 世纪初，行为科学家们对管理中的激励问题进行了较全面的研究，形成众多各有侧重的激励理论，包括内容型激励理论、过程型激励理论、行为改造型激励理论和综合型激励理论。综合型激励理论是对前三类激励理论的吸收与融合，克服了单个理论的片面性，对管理实践具有较强的指导作用。我国家庭医生签约服务面临着全科医生人才缺乏、能力不足，基层药品配备不足、信息建设不完善，居民对签约服务认识不到位，基层医务人员薪酬待遇满意度低，工作积极性不高，依靠单个理论可能无法解决等众多复杂问题。因此，综合型激励理论更适用于家庭医生签约服务激励。

波特-劳勒（Porter-Lawler）综合激励模型是美国行为科学家 Porter 和 Lawler 于 1968 年在公平理论和期望理论的基础上发展而来（图 3-2），该模型将激励过程看作外部激励、个体内部条件、行为表现、行为结果相互作用的统一过程，并且提出影响工作绩效的 4 个因素，对家庭医生签约服务激励机制研究具有较好的适用性、针对性。

以波特-劳勒综合激励模型为理论，本研究构建了基于综合激励的家庭医生签约服务激励模型，具体思路和框架如图 5-1。在此模型中，参与家庭医生签约服务所得报酬的价值及期望值决定了签约服务医务人员个人的努力程度；个人的努力程度、签约服务能力、对签约服务工作的认识程度、家庭医生团队协作程度、患者和家庭的配合、签约服务的政策环境、过程监测等因素决定签约服务的业绩；机构事先制定签约服务的业绩目标，通过绩效评估将个人服务业绩与报酬紧密相连；医务人员对所获得的报酬进行公平性评估，报酬是否公平合理将影响医务人员的满足感，同时影响对签约服务报酬价值和期望值的认识，进而影响签约服务人员以后的努力程度。此循环通过提高签约服务医务人员的工作积极性，促进其规范工作行为，进而提升家庭医生签约服务的效果。在本研究构建的模型中，各种激励措施综合借鉴了综合激励模型的思想和内容。

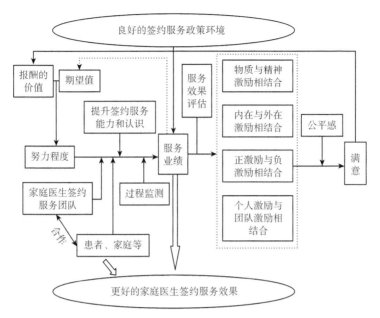

图 5-1　基于综合激励的家庭医生签约服务激励模型

（二）家庭医生签约服务激励机制构建

根据不同的分类角度，从物质激励与精神激励、内在激励与外在激励、正激励与负激励、团队激励与个人激励等方面进行梳理，具体措施上各组之间存在相互交叉，如正激励包括奖金、荣誉奖励、晋升等，不同的分类只是为全面梳理各种潜在的、可能的激励措施。当然，现实实施中将以经济激励为主，其他激励措施配合。具体实施中，还需与各地的具体实际情况相结合，进一步调查分析，形成综合的激励机制（表5-1）。

表 5-1　家庭医生签约服务的激励策略与措施

激励策略		主要激励措施
物质激励与精神 激励相结合	物质激励	通过完善家庭医生签约服务政策与补偿兑付机制、公共卫生服务经费中关 于签约服务有关考核与兑付机制，加强经济激励
	精神激励	晋升、考核和培训激励，如公开考核排名；对参与签约服务人员的劳动态 度和贡献予以荣誉奖励，如评优、会议表彰、颁发荣誉证书、光荣榜、 媒体报道、推荐获取社会荣誉等
内在激励与外在 激励相结合	内在激励	和谐的团队内部关系，培训的机会，能力提升，职称/职务晋升，目标 激励等
	外在激励	经济激励和外部的绩效评价

续表

激励策略		主要激励措施
正激励与负激励 相结合	正激励	正激励，如发放经济报酬或奖金、荣誉奖励、晋升等
	负激励	负激励，如罚款、批评、监督等
团队激励与个人 激励相结合	团队激励	在现有家庭医生签约服务团队基础上，构建责权利明确的服务团队，并根据服务效果进行奖励。同时开展各种有意义的团队集体活动等激励措施
	个人激励	如将公共卫生服务经费中有关的服务效果奖励报酬，按比例分摊给乡、村两级医疗机构的家庭医生签约服务团队成员；同时有针对性地提供其所需的精神、内在与外在等其他具体激励
配套措施	提升服务能 力和认识	①完善家庭医生签约服务团队工作机制；②加强培训、教育，提升家庭医生工作能力与认识，并促进团队成员间的相互支持、信任等文化整合；③加强信息沟通、信息整合，如信息发布会、发布栏、恳谈会等；④加强对患者的健康教育，促进配合等
	过程监测	根据指标情况，分别按季度、半年、年度等进行考核、监督、反馈

1. 物质激励与精神激励相结合　在物质激励方面，通过完善家庭医生签约服务政策与补偿兑付机制、公共卫生服务经费中关于签约服务有关考核与兑付机制，加强经济激励。物价部门应对签约服务成本进行科学测定，合理制定签约服务价格，体现医务人员劳动价值。对于个性化签约服务项目等签约居民自费项目，实行市场定价，激励家庭医生通过对签约居民的服务，提升收入水平。财政部门需做好经费预算评估工作，根据经费的可承受度，增加对签约服务的补助，各项补助资金及时足额下发，促使全科医生通过提供服务获得相应的财政补助。为加强对家庭医生的经济激励，地方可允许基层医疗机构将签约服务费全部用于家庭医生劳务报酬，可不计入绩效工资总额，吸引家庭医生通过签约服务提高收入；按照"允许医疗服务收入扣除成本并按规定提取各项基金后主要用于人员奖励"要求，基层医疗机构可提取家庭医生签约服务奖励基金，用于对参与家庭医生签约服务的医务人员奖励，增强家庭医生的获得感，提升其参与签约服务热情，改善签约服务质量；收入分配向参与签约服务的医师倾斜，基层医疗机构在内部绩效分配中设立全科医生津贴；对加入家庭医生团队参与签约服务的二级以上医院医师，二级及以上医院在绩效工资分配上也要向其倾斜。

在精神激励方面，基层医疗机构可调整职称晋升条件，依据《国务院办公厅关于改革完善全科医生培养与使用激励机制的意见》（国办发〔2018〕3号），基层全科医生参加中级职称考试或申报高级职称时，外语成绩可不作为申报条件，对论文、科研不作硬性规定，侧重评价临床工作能力，将签约居民数量、接诊量、服务质量、群众满意度等作为职称评审的重要依据，真正体现全科医生价值。加强对家庭医生的培训，增加其学习机会，满足其学习的欲望。对参与签约服务人员的劳动态度和贡献予以荣誉奖励，如评优、会议表彰、颁发荣誉证书、光荣榜、媒体报道、推荐获取社会荣誉等。

2. 内在激励与外在激励相结合　　内在激励主要是从家庭医生签约服务工作本身寻找价值，实现对家庭医生的激励，是家庭医生签约服务的内在驱动力，主要为道德和精神层面的激励。如增加对家庭医生培训的机会，使家庭医生通过培训获取新的知识和技能，产生兴趣和热情；将家庭医生签约服务的表现与职称/职务晋升挂钩，使家庭医生通过提高服务质量与效果获得晋升机会；制定切实可行的签约服务目标，激发家庭医生的成就感和事业感，激励其通过努力来实现工作目标；基层医疗机构加强家庭医生团队文化建设，营造良好和谐的签约服务团队的内部关系，增加家庭医生的工作愉悦感，增强团队荣誉感和责任感。

外在激励与内在激励是紧密联系的，需及时进行家庭医生签约服务的外部绩效评价，并给予经济激励。在绩效评价方面，明确签约服务考核主体、考核原则、考核方式、考核内容、考核结果应用，建立完善的绩效指标评价体系。发挥绩效考核结果在收入分配、职称评定、经费补助、奖惩等方面的作用。

3. 正激励与负激励相结合　　通过发放经济报酬或奖金，对参与签约服务人员的劳动态度和贡献通过荣誉奖励、职业晋升等进行正向激励，同时，通过罚款、批评等对签约服务中的不良行为、绩效较低的医生和医疗机构进行处罚，建立第三方签约服务评价平台，发挥签约居民的监督考核权力等途径，约束签约服务人员的行为，提升签约服务的质量。

4. 团队激励与个人激励相结合　　在团队激励方面，针对家庭医生团队存在的成员职责不明、分工不清、工作内容交叉重叠等问题，基层医疗卫生机构应明确家庭医生团队的工作任务、成员职责分工，在现有家庭医生签约服务团队基础上，构建责权利明确的服务团队，并根据服务效果进行奖励。同时开展各种有意义的团队集体活动等激励措施。在个人激励方面，家庭医生个人收入分配中应当遵循公平原则，依据签约服务工作量确定收入，如将公共卫生服务经费中有关的服务效果奖励报酬，按比例分摊给乡、村两级医疗机构的家庭医生签约服务团队成员；同时有针对性地提供其所需的精神、内在与外在等其他具体激励。

5. 完善相关配套措施　　依据所建激励模型，家庭医生签约服务效果的提升，不仅是靠激励手段，而是多种因素综合作用的结果。因此，还需完善相关配套措施。完善家庭医生签约服务团队工作机制，发挥团队合力与优势，提升团队服务效率；加强培训、教育，提升家庭医生工作能力与认识，并促进团队成员间的相互支持、信任等文化整合；通过信息发布会、发布栏、恳谈会等加强信息沟通、信息整合，提升家庭医生和公众对签约服务的认识；加强对患者的健康教育，促进患者积极配合，提升签约服务的效果等。

此外，加强对签约服务的过程监测，制定科学合理的指标体系，根据指标情况，分别按季度、半年、年度等进行考核、监督、反馈。

二、农村基层医务人员的工作内容与工作时间分配研究

（一）资料与方法

1. 调查地点　采取典型抽样法，综合考虑江苏省各县（区）家庭医生签约服务开展现状、社会经济发展水平、当地支持程度等因素，于苏南、苏中、苏北各抽取了 1 个县（区）进行调查，分别是常州武进区、南通如东县、盐城大丰区。再采取分层抽样，每个县（区）按经济条件好、中、差分别选取 2 个乡镇，3 个县（区）共 18 个乡镇。

2. 调查对象

（1）医务人员：在预调查和文献研究的基础上，了解到江苏省家庭医生团队主要由乡镇卫生院医生、护士、公共卫生医生及村卫生室医生等人员构成，如常州市武进区嘉泽镇卫生院家庭医生团队由全科医生、社区护士、公共卫生医生和乡村医生等专业技术人员组成；南通如东县健康管理团队由镇卫生院的全科医师、公共卫生医师、专科医师、护士和乡村医生等人员组成；盐城大丰区重点推行"1+1+N"健康管理团队模式，"1+1"即农村以卫生院全科医生+村卫生室医生，"N"包括专科医生、公共卫生医生，以及护理、药学、心理、营养等专业人员。因此，本研究主要针对乡镇卫生院医生、护士、公共卫生医生和村卫生室医生四类参与家庭医生签约服务的医务人员开展。

每个乡镇采用方便抽样法抽取 10 名在岗的参与家庭医生签约服务的乡镇卫生院医生、12 名护士、3 名公共卫生医生和 10 名村卫生室医生，若符合条件人数不足，则调查当日所有符合条件的在岗医务人员，调查于 2019 年 7 月开展。纳入标准：①属于家庭医生签约服务团队；②未在服务团队但实际参与家庭医生签约服务；③对本研究知情同意。排除标准：①家庭医生团队中的其他成员，如药剂师等；②调查之日因故未在岗者。

（2）管理者：样本地区卫生健康委员会分管家庭医生签约服务的部门负责人，样本乡镇卫生院的分管院长和慢性病科科长，共 38 名。

3. 资料收集　主要采用问卷调查的方式，在文献研究、医务人员访谈、专家咨询、预调查的基础上设计了《医务人员调查表》，问卷主要包括医务人员的基本信息、工作内容、工作时间及分配、工作压力、工作满意度、工作表现等情况。①基本情况包括所在县（区）、岗位类别、性别、年龄、婚姻状况、文化程度、职称、工作年限及收入等。②工作内容包括医疗服务，公共卫生服务，行政会议等其他工作。③工作时间及分配包括每周工作天数、每天工作时长、在各项工作

上的时间分配、工作时间分配的自我评价。④工作压力采用挑战性-阻碍性自评压力量表（challenge-and hindrance-related self-reported stress scale，C-HSS）进行测量。该量表由 CAVANAUGH 等于 2000 年创建，采用 5 点式李克特评分法（1～5 分，得分越高代表感受到的压力越大），共包含 11 个条目，分为挑战性压力和阻碍性压力 2 个维度，各维度得分等于本维度所有条目之和除以条目数，得分越高压力越大。挑战性压力是指个人认为自己可以克服并有利于职业发展的工作压力，如工作量、工作责任和时间紧迫性。阻碍性压力是指个人认为自己无法克服并阻碍职业发展的压力，如角色冲突、组织政治和工作不安全。已证实 C-HSS 可以有效测量从业人员的挑战性与阻碍性压力，并经验证适用于包括医生在内的中国职业群体。本研究中，该量表信度系数为 0.867，其中，挑战性压力维度信度系数为 0.934，阻碍性压力维度信度系数为 0.820，信度均较好。⑤工作满意度包括对收入水平、福利保障、政策管理、工作条件、同事关系、医患关系、成就感、职业前景、进修培训、职称晋升等方面的满意度。满意度被分为 5 个级别，分别为非常不满意、不满意、一般、满意、非常满意，分别赋值 1～5 分。信度系数为 0.884，信度较好。⑥工作表现主要是医务人员对自我工作积极性、效率、质量的评价。其中，工作积极性分为非常积极、积极、一般、不积极、非常不积极 5 个等级；工作效率、工作质量分为非常低、比较低、一般、比较高、非常高等 5 个等级。

在乡镇卫生院相关负责人的协调帮助下组织人员进行问卷填写，填写时有经过培训的调查员在旁监督指导，问卷填写完成后当场回收。

4. 资料分析方法 采用 Epidata 3.1 进行建库双录入；采用 SPSS 21.0 对数据进行描述性分析、差异性检验和多因素分析。

描述性分析主要用于分析农村基层医务人员及不同岗位人员的基本信息、工作内容情况、工作时间及其分配情况、其他工作花费时间情况、工作压力情况、工作满意度情况、工作表现自我评价情况等。其中，基本信息、工作内容情况、其他工作花费时间情况、工作表现自我评价情况等为计数资料，采用率和构成比进行描述。工作时间及其分配情况，工作压力情况，工作满意度情况等为计量资料，符合正态分布的以均数±标准差（$\bar{x} \pm s$）表示，不符合正态分布的采用中位数（四分位间距）[M（QR）] 进行描述。

单因素差异性检验主要用于比较不同岗位医务人员的基本信息、工作时间、其他工作花费时间、工作压力、工作满意度、工作表现自我评价等方面是否存在差异。其中，基本信息情况、其他工作花费时间情况、工作表现自我评价情况等为计数资料，多组间比较采用卡方检验。工作时间、工作压力、工作满意度等为不符合正态分布的计量资料，多组间比较采用非参数检验中的 Kruskal-Wallis H 检验。

多因素分析主要用于分析在控制其他可能的影响因素后，不同岗位医务人员间工作状况的差异（其他工作花费时间、工作压力、工作满意度、工作表现自我评价），并分析其他影响农村基层医务人员工作状况的显著因素。对其他工作花费时间的分析采用多等级 Logistic 回归模型。对工作压力、工作满意度的分析采用广义线性回归模型。对工作表现自我评价的分析采用二分类 Logistic 回归模型。差异有统计学意义（$P<0.05$）。

（二）农村基层医务人员的基本情况

共回收 614 份问卷，剔除无效问卷，有效问卷共 586 份，其中乡镇卫生院医生 182 份、护士 187 份、公共卫生医生 41 份、村卫生室医生 176 份，有效回收率 95.44%。182 名乡镇卫生院医生中，男性 106 名（58.2%），平均年龄为（41.6±8.2）岁，婚姻状况多为已婚/同居（94.0%），文化程度多为本科（68.7%），职称多为副高级（34.6%），平均工作年限为（19.77±9.04）年，税后年收入中位数为 8.00 万元。187 名乡镇卫生院护士中，女性 186 名（99.5%），平均年龄为（36.6±9.1）岁，婚姻状况多为已婚/同居（84.5%），文化程度多为本科（49.7%），职称多为初级（40.6%），平均工作年限为（16.24±9.42）年，税后年收入中位数为 7.00 万元。41 名乡镇卫生院公共卫生医生中，男性 21 名（51.2%），平均年龄为（41.9±8.5）岁，婚姻状况多为已婚/同居（87.8%），文化程度多为本科（46.3%），职称多为副高级（34.1%），平均工作年限为（20.66±9.32）年，税后年收入中位数为 8.00 万元。176 名村卫生室医生中，女性 119 名（67.6%），平均年龄为（44.1±10.9）岁，婚姻状况多为已婚/同居（96.6%），文化程度多为中专（高中）（65.3%），平均工作年限为（22.95±12.10）年，多无职称（52.8%），税后年收入中位数为 5.00 万元。对不同岗位医务人员的基本情况进行卡方检验，结果显示乡镇卫生院医生、护士、公共卫生医生、村卫生室医生在地区、性别、年龄、婚姻状况、文化程度、职称、工作年限、税后年收入等方面的分布差异均有统计学意义（$P<0.05$）（表 5-2）。

表 5-2　农村基层医务人员基本信息比较

基本情况	乡镇卫生院医生人数（%）	乡镇卫生院护士人数（%）	乡镇卫生院公共卫生医生人数（%）	村卫生室医生人数（%）	合计（%）	χ^2	P
地区						13.871	0.031
苏南	62（34.1）	66（35.3）	18（43.9）	52（29.5）	198（33.8）		
苏中	59（32.4）	67（35.8）	4（9.8）	56（31.8）	186（31.7）		
苏北	61（33.5）	54（28.9）	19（46.3）	68（38.6）	202（34.5）		
性别						150.687	<0.001
男	106（58.2）	1（0.5）	21（51.2）	57（32.4）	185（31.6）		
女	76（41.8）	186（99.5）	20（48.8）	119（67.6）	401（68.4）		

续表

基本情况	乡镇卫生院医生人数（%）	乡镇卫生院护士人数（%）	乡镇卫生院公共卫生医生人数（%）	村卫生室医生人数（%）	合计（%）	χ^2	P
年龄（岁）						78.801	<0.001
20～29	18（9.9）	54（28.9）	6（14.6）	25（14.2）	103（17.6）		
30～39	48（26.4）	58（31.0）	5（12.2）	31（17.6）	142（24.2）		
40～49	89（48.9）	60（32.1）	26（63.4）	62（35.2）	237（40.4）		
≥50	27（14.8）	15（8.0）	4（9.8）	58（33.0）	104（17.8）		
婚姻状况						19.355	<0.001
已婚/同居	171（94.0）	158（84.5）	36（87.8）	170（96.6）	535（91.3）		
其他	11（6.0）	29（15.5）	5（12.2）	6（3.4）	51（8.7）		
文化程度						257.154	<0.001
高中（中专）及以下	11（6.0）	22（11.8）	4（9.8）	124（70.5）	161（27.5）		
大专	45（24.7）	72（38.5）	18（43.9）	31（17.6）	166（28.3）		
本科及以上	126（69.2）	93（49.7）	19（46.3）	21（11.9）	259（44.2）		
职称						275.808	<0.001
无	7（3.8）	11（5.9）	2（4.9）	93（52.8）	113（19.3）		
初级	44（24.2）	76（40.6）	11（26.8）	72（40.9）	203（34.6）		
中级	58（31.9）	71（38.0）	13（31.7）	10（5.7）	152（25.9）		
副高及以上	73（40.1）	29（15.5）	15（36.6）	1（0.6）	118（20.1）		
工作年限（年）						48.253	<0.001
<10	35（19.2）	59（31.6）	9（22.0）	38（21.6）	141（24.1）		
10～19	38（20.9）	49（26.2）	5（12.2）	24（13.6）	116（19.8）		
20～29	85（46.7）	62（33.2）	23（56.1）	63（35.8）	233（39.8）		
≥30	24（13.2）	17（9.1）	4（9.8）	51（29.0）	96（16.4）		
税后年收入（万）						119.936	<0.001
<5	3（1.6）	29（15.5）	4（9.8）	57（32.4）	93（15.9）		
5～9	116（63.7）	131（70.1）	18（43.9）	113（64.2）	378（64.5）		
>9	63（34.6）	27（14.4）	19（46.3）	6（3.4）	115（19.6）		

注：婚姻状况中的其他包括未婚、离婚/分居、丧偶等。

（三）农村基层医务人员的工作内容

1. 工作内容总体情况　　本研究主要调查农村基层医务人员在医疗服务和公共卫生服务两方面的参与情况。数据分析结果显示，医务人员应答率超过50%的工作内容有疾病诊疗护理、健康教育、慢性病患者（高血压、糖尿病）健康管理、居民健康档案建立和管理、老年人健康管理等五方面内容，分别为82.9%、71.2%、62.8%、56.1%、55.5%。

2. 不同岗位医务人员工作内容比较　不同岗位医务人员在各项工作内容上的应答率有差异。在被调查的乡镇卫生院医生中应答率超过50%的工作内容有疾病诊疗护理、健康教育、转诊服务、慢性病患者健康管理等方面内容，分别为91.8%、67.6%、50.5%、50.5%。在乡镇卫生院护士中应答率超过50%的工作内容主要是疾病诊疗护理、健康教育等两方面内容，分别为85.0%、61.5%。在公共卫生医生中应答率超过50%的工作内容有预防接种、老年人健康管理、慢性病患者健康管理等三方面内容，分别为65.9%、51.2%、51.2%。在村卫生室医生中应答率超过50%的工作内容涵盖了居民健康档案建立和管理、老年人健康管理、慢性病患者健康管理、健康教育、疾病诊疗护理、儿童健康管理、传染病及突发公共卫生事件报告和处理、贫困人口健康管理、肺结核患者管理、计划生育特殊家庭健康管理、转诊服务、预防接种、孕产妇健康管理、避孕药具管理、卫生计生监督协管等多方面工作内容（表5-3）。

表 5-3　农村基层医务人员工作内容应答人数情况

服务内容	乡镇卫生院医生人数（%）	乡镇卫生院护士人数（%）	乡镇卫生院公共卫生医生人数（%）	村卫生室医生人数（%）	合计（%）
医疗服务					
疾病诊疗护理	167（91.8）	159（85.0）	5（12.2）	155（88.1）	486（82.9）
转诊服务	92（50.5）	12（6.4）	0（0.0）	120（68.2）	224（38.2）
其他	5（2.7）	5（2.7）	0（0.0）	5（2.8）	15（2.6）
公共卫生服务					
健康教育	123（67.6）	115（61.5）	19（46.3）	160（90.9）	417（71.2）
居民健康档案建立和管理	86（47.3）	56（29.9）	18（43.9）	169（96.0）	329（56.1）
预防接种	24（13.2）	83（44.4）	27（65.9）	114（64.8）	248（42.3）
老年人健康管理	73（40.1）	65（34.8）	21（51.2）	166（94.3）	325（55.5）
儿童健康管理	24（13.2）	25（13.4）	9（22.0）	137（77.8）	195（33.3）
孕产妇健康管理	26（14.3）	15（8.0）	2（4.9）	109（61.9）	152（25.9）
高血压、糖尿病患者健康管理	92（50.5）	89（47.6）	21（51.2）	166（94.3）	368（62.8）
严重精神障碍患者管理	5（2.7）	1（0.5）	2（4.9）	19（10.8）	27（4.6）
肺结核患者管理	17（9.3）	8（4.3）	6（14.6）	129（73.3）	160（27.3）

续表

服务内容	乡镇卫生院 医生人数 （%）	乡镇卫生院 护士人数 （%）	乡镇卫生院公 共卫生医生 人数（%）	村卫生室 医生人数 （%）	合计（%）
残疾人健康管理	1（0.5）	1（0.5）	0（0）	4（2.3）	6（1.0）
计划生育特殊家庭健康 管理	18（9.9）	10（5.3）	2（4.9）	124（70.5）	154（26.3）
贫困人口健康管理	17（9.3）	12（6.4）	6（14.6）	131（74.4）	166（28.3）
避孕药具管理	34（18.7）	11（5.9）	2（4.9）	109（61.9）	156（26.6）
传染病及突发公共卫生 事件报告和处理	60（33.0）	20（10.7）	13（31.7）	134（76.1）	227（38.7）
卫生计生监督协管	17（9.3）	6（3.2）	10（24.4）	104（59.1）	137（23.4）
其他	8（4.4）	6（3.2）	5（12.2）	13（7.4）	32（5.5）

（四）农村基层医务人员的工作时间及分配

1. 工作时间

（1）工作时间总体情况：本研究调查了农村基层医务人员的工作时间情况，包括平均每周工作天数、平均每天工作时长，进一步计算每周工作总时长。数据分析结果显示，家庭医生签约服务模式下农村基层医务人员平均每周工作天数中位数为 6 天，每天工作时长中位数为 8 小时，每周总工作时长中位数为 45 小时（表 5-4）。

表 5-4　农村基层医务人员工作时间

条目	工作时间[M（QR）]					H	P
	总体情况	乡镇卫生院 医生	乡镇卫生院 护士	乡镇卫生院公 共卫生医生	村卫生室 医生		
工作天数（天） /周	6.00（0.50）	6.00（0.56）	5.50（0.50）	5.50（1.00）	6.50（1.00）	180.024	<0.001
工作时长（小 时）/天	8.00（1.50）	8.00（1.10）	8.00（1.00）	8.00（1.00）	9.00（2.00）	108.719	<0.001
工作总时长（小 时）/周	45.00（16.00）	45.50（12.00）	40.00（5.50）	41.25（4.00）	56.00（22.00）	188.493	<0.001

（2）不同岗位医务人员工作时间比较：将不同岗位医务人员的每周工作天数、每天工作时长、每周工作总时长进行比较，从每周工作天数看，村卫生室医生的每周工作天数的中位数最长，为 6.5 天，其次是乡镇卫生院医生，每周工作天数为 6 天，然后是护士和公共卫生医生，均为 5.5 天。Kruskal-Wallis H 检验结果显

示乡镇卫生院医生、护士、公共卫生医生、村卫生室医生每周工作天数差异有统计学意义（H=180.024，$P<0.001$），经过两两比较，村卫生室医生与乡镇卫生院医生、护士、公共卫生医生的每周工作天数差异均有统计学意义（调整后 $P<0.001$），乡镇卫生院医生与护士的每周工作天数差异有统计学意义（调整后 $P<0.001$），乡镇卫生院医生与公共卫生医生，公共卫生医生与护士的每周工作天数差异均无统计学意义（调整后 $P>0.05$）。

从每天工作时长看，村卫生室医生的每天工作时长的中位数为 9 小时，乡镇卫生院医生、护士、公共卫生医生每天工作时长均为 8 小时。Kruskal-Wallis H 检验结果显示乡镇卫生院医生、护士、公共卫生医生、村卫生室医生每天工作时长差异有统计学意义（H=108.719，$P<0.001$），经过两两比较，除乡镇卫生院公共卫生医生与护士每天工作时长差异无统计学意义（调整后 $P>0.05$），其余两两之间每天工作时长差异均有统计学意义（调整后 $P<0.05$）。

从每周工作时长来看，村卫生室医生的每周总工作时长的中位数为 56.00 小时，其次是乡镇卫生院医生，为 45.50 小时，再次是公共卫生医生，为 41.25 小时，最后是乡镇卫生院护士，为 40.00 小时。Kruskal-Wallis H 检验结果显示乡镇卫生院医生、护士、公共卫生医生、村卫生室医生每周工作时长差异有统计学意义（H=188.493，$P<0.001$），经过两两比较，除乡镇卫生院公共卫生医生与护士每周工作总时长差异无统计学意义（调整后 $P>0.05$），其余两两之间每周工作时长差异均有统计学意义（调整后 $P<0.05$）。

2. 工作时间分配

（1）工作时间分配总体情况：本研究对农村基层医务人员的工作时间分配进行了调查，主要分析医务人员每周在医疗服务、公共卫生服务、其他工作上所花时长占每周总工作时长的比例，即医务人员工作时间分布情况，农村基层医务人员的工作时间主要用在医疗服务上，占比中位数为 80.00%，在公共卫生服务上花费的时间占比中位数为 20.83%，在其他工作上占比较少，中位数为 5.71%（表 5-5）。

（2）不同岗位医务人员工作时间分配比较：数据分析结果显示，乡镇卫生院医生和护士在医疗服务上花费时间比例较大，占比中位数分别为 91.61% 和 98.70%，在公共卫生服务上花费时间比例较小，占比中位数分别为 7.50% 和 7.02%；村卫生室医生在医疗服务和公共卫生服务上花费时间较为均匀，占比中位数分别为 51.28% 和 50.00%；乡镇卫生院公共卫生医生主要将时间花费在公共卫生服务上，占比中位数为 79.17%，各岗位在其他工作时间上花费时间比例均较小，但公共卫生医生较其他岗位医务人员花费时间较多，占比中位数为 10.56%（表 5-5）。

表5-5　农村基层医务人员各项工作时间占总工作时间比[M（QR），%]

工作内容	乡镇卫生院医生	乡镇卫生院护士	乡镇卫生院公共卫生医生	村卫生室医生	总体
医疗服务	91.61（35.55）	98.70（76.30）	0（0）	51.28（53.87）	80.00（74.03）
公共卫生服务	7.50（19.70）	7.02（17.69）	79.17（58.46）	50.00（31.25）	20.83（49.11）
其他工作	5.00（12.44）	5.93（15.58）	10.56（22.87）	6.37（7.86）	5.71（12.19）

3. 工作时间分配自我评价　本研究调查了农村基层医务人员在行政管理会议、文书工作、迎接检查考核督导工作上花费时间的自我评价。结果显示，绝大多数的农村基层医务人员认为行政管理会议、文书工作、迎接检查考核督导等工作占用的时间一般（65.0%、59.4%、63.1%）。卡方检验结果显示，不同岗位医务人员对行政管理会议、文书工作、迎接检查考核督导花费时间差异均有统计学意义（$P<0.05$）（表5-6）。

表5-6　农村基层医务人员其他工作时间占总工作时间比

工作类型	其他工作时间占总工作时间比[M（QR），%]					χ^2	P
	乡镇卫生院医生人数	乡镇卫生院护士人数	乡镇卫生院公共卫生医生人数	村卫生室医生人数	总体		
行政管理会议						15.705	0.015
偏多	34（18.7）	27（14.4）	8（19.5）	20（11.4）	89（15.2）		
一般	104（57.1）	117（62.6）	28（68.3）	132（75.0）	381（65.0）		
偏少	44（24.2）	43（23.0）	5（12.2）	24（13.6）	116（19.8）		
文书工作						26.435	<0.001
偏多	57（31.3）	41（21.9）	15（36.6）	61（34.7）	174（29.7）		
一般	95（52.2）	120（64.2）	23（56.1）	110（62.5）	348（59.4）		
偏少	30（16.5）	26（13.9）	3（7.3）	5（2.8）	64（10.9）		
迎接检查考核督导						23.597	0.001
偏多	53（29.1）	46（24.6）	11（26.8）	58（33.0）	168（28.7）		
一般	102（56.0）	125（66.8）	29（70.7）	114（64.8）	370（63.1）		
偏少	27（14.8）	16（8.6）	1（2.4）	4（2.3）	48（8.2）		

以医务人员对行政管理会议花费时间评价为因变量（赋值：偏少=1，一般=2，偏多=3），医务人员基本情况为自变量进行多等级Logistic回归分析。结果显示，在纳入了地区、性别、年龄、婚姻状况、文化程度、职称、税后年收入等可能的混杂因素后，不同岗位医务人员对行政管理会议花费时间的评价没有统计学意义（$P>0.05$），不同年龄、工作年限、文化程度、婚姻状况、税后年收入水平对行政管理会议花费时间的评价也均无统计学意义（$P>0.05$）。但不同地区、性别、

职称之间评价有差异（$P<0.05$），具体来说，与苏北地区相比，苏中地区医务人员认为在行政管理会议上花费时间更多；与女性相比，男性认为在行政管理会议上花费时间更多；与副高级及以上职称医务人员相比，中级职称医务人员认为在行政管理会议上花费时间较少（表 5-7）。

表 5-7　农村基层医务人员行政会议花费时间的多因素、多等级 Logistic 回归分析

自变量	b	SE	Wald χ^2	P	OR（95%CI）
地区（以苏北为参照）					
苏南	0.166	0.2198	0.572	0.450	1.181（0.768~1.817）
苏中	0.559	0.2193	6.507	0.011	1.750（1.138~2.689）
性别（以女性为参照）					
男	0.667	0.2236	8.906	0.003	1.949（1.257~3.021）
年龄（岁，以≥50 岁为参照）					
20~29	−0.759	0.5911	1.648	0.199	0.468（0.147~1.491）
30~39	0.017	0.5154	0.001	0.974	1.017（0.370~2.793）
40~49	0.084	0.3447	0.060	0.807	1.088（0.554~2.138）
婚姻状况（以其他为参照）					
已婚/同居	0.306	0.3481	0.775	0.379	1.359（0.687~2.688）
文化程度（以本科及以上为参照）					
高中（中专）及以下	−0.274	0.3268	0.701	0.403	0.761（0.401~1.443）
大专	−0.042	0.2290	0.034	0.854	0.959（0.612~1.502）
职称（以副高及以上为参照）					
无	−0.523	0.4382	1.422	0.233	0.593（0.251~1.400）
初级	−0.445	0.3735	1.418	0.234	0.641（0.308~1.333）
中级	−0.939	0.3018	9.691	0.002	0.391（0.216~0.706）
工作年限（年，以≥30 年为参照）					
<10	−0.037	0.5866	0.004	0.950	0.964（0.305~3.043）
10~19	−0.254	0.5042	0.254	0.614	0.775（0.289~2.083）
20~29	−0.181	0.3552	0.261	0.610	0.834（0.416~1.673）
税后年收入（万元，以>9 万元为参照）					
<5	0.260	0.3775	0.474	0.491	1.297（0.619~2.718）
5~9	0.102	0.2714	0.140	0.708	1.107（0.650~1.884）
岗位类别（以村卫生室医生为参照）					
乡镇卫生院医生	−0.485	0.3225	2.260	0.133	0.616（0.327~1.159）
乡镇卫生院护士	0.054	0.3067	0.031	0.861	1.055（0.578~1.924）
乡镇卫生院公共卫生医生	0.226	0.4261	0.282	0.595	1.254（0.544~2.891）

　　以医务人员对文书工作花费时间评价为因变量（赋值：偏少=1，一般=2，偏多=3），医务人员基本情况为自变量进行多等级 Logistic 回归分析，结果显示，在控制了地区、性别、年龄、婚姻状况、文化程度、职称、税后年收入等可能混杂因素后，岗位类别仍是医务人员对文书工作花费时间评价的影响因素（$P<$ 0.05），乡镇卫生院医生、护士都比村卫生室医生花费的时间少，OR 值分别 0.493（95%CI：0.268～0.908）和 0.421（95%CI：0.236～0.751）。此外，分析结果显示，地区也是医务人员对文书工作花费时间评价的影响因素（$P<0.05$），与苏北地区相比，苏中地区医务人员在文书工作上花费的时间较多，OR 值为 1.989（95%CI：1.306～3.028）（表 5-8）。

表 5-8　农村基层医务人员文书工作花费时间的多因素、多等级 Logistic 回归分析

自变量	b	SE	Wald χ^2	P	OR（95%CI）
地区（以苏北为参照）					
苏南	0.147	0.2153	0.469	0.494	1.159（0.760～1.767）
苏中	0.687	0.2145	10.270	0.001	1.989（1.306～3.028）
性别（以女性为参照）					
男	−0.102	0.2156	0.222	0.638	0.903（0.592～1.379）
年龄（岁，以≥50 岁为参照）					
20～29	−0.653	0.5813	1.262	0.261	0.520（0.167～1.626）
30～39	−0.327	0.5097	0.411	0.521	0.721（0.266～1.958）
40～49	−0.259	0.3387	0.586	0.444	0.772（0.397～1.499）
婚姻状况（以其他为参照）					
已婚/同居	0.397	0.3454	1.323	0.250	1.488（0.756～2.928）
文化程度（以本科及以上为参照）					
高中（中专）及以下	−0.397	0.3134	1.602	0.206	0.673（0.364～1.243）
大专	0.058	0.2230	0.067	0.795	1.060（0.684～1.641）
职称（以副高及以上为参照）					
无	−0.308	0.4243	0.525	0.469	0.735（0.320～1.689）
初级	−0.187	0.3643	0.263	0.608	0.829（0.406～1.694）
中级	−0.363	0.2927	1.542	0.214	0.695（0.392～1.234）
工作年限（年，以≥30 年为参照）					
<10	0.068	0.5759	0.014	0.906	1.071（0.346～3.310）
10～19	−0.239	0.4973	0.230	0.631	0.788（0.297～2.088）
20～29	0.012	0.3472	0.001	0.973	1.012（0.512～1.998）
税后年收入（万元，以>9 万元为参照）					
<5	0.216	0.3685	0.345	0.557	1.242（0.603～2.557）

续表

自变量	b	SE	Wald χ^2	P	OR（95%CI）
5～9	−0.070	0.2672	0.068	0.794	0.933（0.552～1.575）
岗位类别（以村卫生室医生为参照）					
乡镇卫生院医生	−0.707	0.3114	5.152	0.023	0.493（0.268～0.908）
乡镇卫生院护士	−0.866	0.2959	8.563	0.003	0.421（0.236～0.751）
乡镇卫生院公共卫生医生	−0.097	0.4123	0.055	0.814	0.908（0.405～2.036）

以医务人员对迎接检查考核督导花费时间评价为因变量（赋值：偏少=1，一般=2，偏多=3），医务人员基本情况为自变量进行多等级 Logistic 回归分析，结果显示，在控制了地区、性别、年龄、婚姻状况、文化程度、职称、税后年收入等可能混杂因素后，岗位类别仍是医务人员对迎接检查考核督导花费时间评价的影响因素（$P<0.05$），乡镇卫生院医生比村卫生室医生花费时间少，OR 值为 0.493（95%CI：0.259～0.937）。此外，地区也是医务人员对迎接检查考核督导花费时间评价的影响因素（$P<0.05$），与苏北地区相比，苏南、苏中地区医务人员更倾向于认为在迎接检查考核督导上花费的时间较多，OR 值分别 1.613（95%CI：1.037～2.506）和 2.650（95%CI：1.706～4.114）（表 5-9）。

表 5-9　农村基层医务人员迎接检查考核督导花费时间的多因素、多等级 Logistic 回归分析

自变量	b	SE	Wald χ^2	P	OR（95%CI）
地区（以苏北为参照）					
苏南	0.478	0.2250	4.509	0.034	1.613（1.037～2.506）
苏中	0.974	0.2245	18.834	0.000	2.650（1.706～4.114）
性别（以女性为参照）					
男	0.197	0.2239	0.777	0.378	1.218（0.785～1.889）
年龄（岁，以≥50 岁为参照）					
20～29	−0.610	0.6008	1.031	0.310	0.543（0.167～1.764）
30～39	0.051	0.5216	0.010	0.922	1.052（0.379～2.925）
40～49	−0.195	0.3451	0.319	0.572	0.823（0.418～1.619）
婚姻状况（以其他为参照）					
已婚/同居	0.291	0.3609	0.652	0.419	1.338（0.660～2.715）
文化程度（以本科及以上为参照）					
高中（中专）及以下	−0.206	0.3263	0.399	0.528	0.814（0.429～1.543）
大专	0.035	0.2295	0.023	0.879	1.036（0.660～1.624）

续表

自变量	b	SE	Wald χ^2	P	OR（95%CI）
职称（以副高及以上为参照）					
无	−0.490	0.4387	1.249	0.264	0.613（0.259~1.447）
初级	−0.224	0.3770	0.354	0.552	0.799（0.382~1.673）
中级	−0.440	0.3004	2.144	0.143	0.644（0.357~1.161）
工作年限（年，以≥30年为参照）					
<10	−0.421	0.5928	0.504	0.478	0.657（0.205~2.099）
10~19	−0.537	0.5112	1.102	0.294	0.585（0.215~1.593）
20~29	−0.005	0.3553	0.000	0.989	0.995（0.496~1.996）
税后年收入（万元，以>9万元为参照）					
<5	0.643	0.3756	2.933	0.087	1.903（0.911~3.972）
5~9	−0.190	0.2723	0.485	0.486	0.827（0.485~1.411）
岗位类别（以村卫生室医生为参照）					
乡镇卫生院医生	−0.708	0.3276	4.666	0.031	0.493（0.259~0.937）
乡镇卫生院护士	−0.398	0.3070	1.684	0.194	0.671（0.368~1.225）
乡镇卫生院公共卫生医生	−0.208	0.4236	0.240	0.624	0.813（0.354~1.864）

三、农村基层医务人员的工作压力与工作满意度分析

（一）农村基层医务人员的工作压力

1. 工作压力来源总体情况　农村基层医务人员的挑战性工作压力总平均分为（3.89±0.73）分，中位数为 4.00 分，从各条目得分看，中位数均为 4.00 分，压力较大。阻碍性压力总平均分为（2.74±0.77）分，中位数为 2.80 分。从各条目看，"单位更看重背景关系而不是工作表现""无法确定自身工作岗位职责"两项得分较低，中位数为 2.00 分。其余三项得分较高，中位数均为 3.00 分（表 5-10）。

2. 不同岗位医务人员工作压力来源比较　Kruskal-Wallis H 检验结果显示，不同岗位医务人员承担的挑战性压力得分差异有统计学意义（$P<0.05$），两两比较结果显示，村卫生室医生的挑战性压力得分比乡镇卫生院医务人员（医生、护士、公共卫生医生）高（调整后 $P<0.05$），乡镇卫生院各岗位之间差异无统计学意义（调整后 $P>0.05$）。在挑战性压力的各个条目上，不同岗位医务人员的得分差异也有统计学意义（$P<0.05$）。两两比较结果均显示，村卫生室医生的得分均比乡镇卫生院医务人员（医生、护士、公共卫生医生）高（调整后 $P<0.05$），

乡镇卫生院各岗位之间差异无统计学意义（调整后 $P>0.05$）。

在阻碍性压力方面，不同岗位医务人员的阻碍性压力得分差异有统计学意义（$P<0.05$）。两两比较结果显示，村卫生室医生的阻碍性压力得分比乡镇卫生院护士、公共卫生医生高（调整后 $P<0.05$）；村卫生室医生与乡镇卫生院医生之间差异无统计学意义（调整后 $P>0.05$）。乡镇卫生院各岗位之间差异无统计学意义（调整后 $P>0.05$）。在各个条目上，除"单位更看重背景关系而不是工作表现"条目外，不同岗位之间得分差异均有统计学意义（$P<0.05$）（表5-10）。对在各个条目上不同岗位得分进行两两比较，结果显示，在"无法确定自身工作岗位职责"条目上，村卫生室医生与乡镇卫生院护士的得分差别有统计学意义，村卫生室医生的得分较高（调整后 $P<0.05$），乡镇卫生院各岗位之间的得分差异无统计学意义（调整后 $P>0.05$）。在"为完成工作需要经历烦琐的流程"条目上，村卫生室医生比乡镇卫生院医务人员（医生、护士、公共卫生医生）得分都高（调整后 $P<0.05$），乡镇卫生院各岗位之间差异无统计学意义（调整后 $P>0.05$）。在"缺乏工作安全感"条目上，村卫生室医生比乡镇卫生院公共卫生医生的得分高。乡镇卫生院各岗位医务人员之间的得分差异无统计学意义（调整后 $P<0.05$）。

表 5-10　不同岗位成员挑战性与阻碍性压力

条目	压力[M（QR），分]					H	P
	总体情况	乡镇卫生院医生	乡镇卫生院护士	乡镇卫生院公共卫生医生	村卫生室医生		
挑战性压力	4.00（1.17）	3.83（0.71）	3.67（1.00）	3.83（0.67）	4.33（0.83）	62.392	<0.001
工作中任务量	4.00（2.00）	4.00（1.00）	4.00（1.00）	4.00（1.00）	4.00（1.00）	52.298	<0.001
投入工作时间	4.00（1.00）	4.00（1.00）	4.00（2.00）	4.00（0.00）	4.50（1.00）	41.731	<0.001
规定时间内工作量	4.00（2.00）	4.00（1.00）	4.00（1.00）	4.00（1.00）	4.00（1.00）	58.116	<0.001
时间紧迫感	4.00（1.00）	4.00（1.00）	4.00（1.00）	4.00（1.00）	4.00（1.00）	43.766	<0.001
负责工作项目量	4.00（1.00）	4.00（1.00）	4.00（1.00）	4.00（1.00）	4.00（1.00）	61.795	<0.001
职位的责任范围	4.00（1.00）	4.00（1.00）	4.00（1.00）	4.00（1.00）	4.00（1.00）	31.954	<0.001
阻碍性压力	2.80（1.00）	2.80（1.00）	2.60（1.20）	2.40（0.80）	2.80（1.00）	14.053	0.03
单位更看重背景关系而不是工作表现	2.00（1.00）	2.00（1.00）	2.00（1.00）	2.00（1.00）	2.00（1.00）	3.185	0.364
无法确定自身工作岗位职责	2.00（1.00）	2.00（1.00）	2.00（1.00）	2.00（1.00）	2.00（1.00）	19.903	<0.001

续表

条目	压力[M（QR），分]					H	P
	总体情况	乡镇卫生院医生	乡镇卫生院护士	乡镇卫生院公共卫生医生	村卫生室医生		
为完成工作需要经历烦琐的流程	3.00（2.00）	3.00（2.00）	3.00（2.00）	3.00（2.00）	4.00（1.00）	32.543	＜0.001
缺乏工作安全感	3.00（2.00）	3.00（2.00）	3.00（2.00）	2.00（1.00）	3.00（2.00）	9.329	0.025
职业发展受阻	3.00（1.00）	3.00（1.00）	3.00（1.00）	2.00（1.00）	3.00（1.00）	7.969	0.047

3. 农村基层医务人员工作压力影响因素的广义线性回归分析　经正态性检验发现挑战性压力和阻碍性压力的得分分布均不服从正态分布，因此使用广义线性回归分析，分别以挑战性压力得分、阻碍性压力得分为因变量，以地区、性别、年龄、婚姻状况、文化程度、职称、工作年限、税后年收入、岗位类别为自变量进行广义线性回归分析，模型的拟合优度较好。结果显示，在控制了可能的混杂因素后，岗位类别仍是农村基层医务人员挑战性压力、阻碍性压力得分的影响因素（$P＜0.05$）。乡镇卫生院医生、护士、公共卫生医生的挑战性压力分别是村卫生室医生的 0.598（95%CI：0.484~0.739）倍、0.619（95%CI：0.506~0.756）倍、0.631（95%CI：0.477~0.835）倍（表 5-11）。乡镇卫生院医生、护士、公共卫生医生的阻碍性压力分别是村卫生室医生的 0.804（95%CI：0.642~1.007）倍、0.789（95%CI：0.637~0.978）倍、0.654（95%CI：0.485~0.882）倍（表 5-12）。

此外，回归分析结果显示，地区、婚姻状况也是阻碍性压力的影响因素，以苏北为参照，苏南地区农村基层医务人员会承受更大的阻碍性压力（$P＜0.05$）。与未婚、分居等其他婚姻状况相比，已婚/同居的农村基层医务人员会承受更大的阻碍性压力，差异有统计学意义（$P＜0.05$）。

表 5-11　农村基层医务人员挑战性压力影响因素的广义线性回归

自变量	b	SE	Wald χ^2	P	OR（95%CI）
地区（以苏北为参照）					
苏南	0.057	0.0730	0.606	0.436	1.059（0.917~1.221）
苏中	0.089	0.0737	1.462	0.227	1.093（0.946~1.263）
性别（以女性为参照）					
男	0.004	0.0741	0.004	0.953	1.004（0.869~1.161）
年龄（岁，以≥50 岁为参照）					
20~29	−0.184	0.1988	0.853	0.356	0.832（0.564~1.229）
30~39	−0.077	0.1744	0.195	0.659	0.926（0.658~1.303）
40~49	−0.039	0.1144	0.117	0.732	0.962（0.768~1.203）

续表

自变量	b	SE	Wald χ^2	P	OR（95%CI）
婚姻状况（以其他为参照）					
已婚/同居	0.208	0.1152	3.247	0.072	1.231（0.982～1.543）
文化程度（以本科及以上为参照）					
高中（中专）及以下	0.090	0.1089	0.681	0.409	1.094（0.884～1.354）
大专	0.069	0.0754	0.829	0.362	1.071（0.924～1.242）
职称（以副高及以上为参照）					
无	−0.152	0.1454	1.088	0.297	0.859（0.646～1.143）
初级	−0.129	0.1249	1.064	0.302	0.879（0.688～1.123）
中级	−0.100	0.0985	1.031	0.310	0.905（0.746～1.098）
工作年限（年，以≥30年为参照）					
<10	0.329	0.1965	2.796	0.095	1.389（0.945～2.042）
10～19	0.187	0.1699	1.216	0.270	1.206（0.864～1.683）
20～29	0.142	0.1169	1.481	0.224	1.153（0.917～1.450）
税后年收入（万元，以>9万元为参照）					
<5	−0.021	0.1256	0.028	0.868	0.979（0.766～1.253）
5～9	−0.002	0.0898	0.001	0.979	0.998（0.837～1.190）
岗位类别（以村卫生室医生为参照）					
乡镇卫生院医生	−0.514	0.1078	22.759	0.000	0.598（0.484～0.739）
乡镇卫生院护士	−0.480	0.1027	21.898	0.000	0.619（0.506～0.756）
乡镇卫生院公共卫生医生	−0.460	0.1431	10.345	0.001	0.631（0.477～0.835）

注：总模型的似然比检验值=66.407，P<0.001；拟合优度：Deviance 检验 P=0.491>0.05，Pearson 检验 P=0.491>0.05。

表 5-12　农村基层医务人员阻碍性压力影响因素的广义线性回归

自变量	b	SE	Wald χ^2	P	OR（95%CI）
地区（以苏北为参照）					
苏南	0.252	0.0778	10.518	0.001	1.287（1.105～1.499）
苏中	0.028	0.0785	0.126	0.723	1.028（0.882～1.199）
性别（以女性为参照）					
男	0.040	0.0789	0.254	0.614	1.041（0.891～1.215）
年龄（岁，以≥50岁为参照）					
20～29	−0.076	0.2119	0.128	0.721	0.927（0.612～1.404）
30～39	−0.069	0.1858	0.139	0.710	0.933（0.648～1.343）
40～49	−0.097	0.1219	0.631	0.427	0.908（0.715～1.153）

续表

自变量	b	SE	Wald χ^2	P	OR（95%CI）
婚姻状况（以其他为参照）					
已婚/同居	0.292	0.1228	5.666	0.017	1.339（1.053～1.704）
文化程度（以本科及以上为参照）					
高中（中专）及以下	0.041	0.1161	0.122	0.726	1.041（0.830～1.308）
大专	−0.075	0.0803	0.876	0.349	0.928（0.793～1.086）
职称（以副高及以上为参照）					
无	−0.207	0.1549	1.788	0.181	0.813（0.600～1.101）
初级	−0.145	0.1331	1.195	0.274	0.865（0.666～1.122）
中级	0.025	0.1049	0.055	0.815	1.025（0.834～1.259）
工作年限（年，以≥30年为参照）					
<10	0.079	0.2094	0.142	0.706	1.082（0.718～1.631）
10～19	−0.232	0.1810	1.645	0.200	0.793（0.556～1.131）
20～29	0.024	0.1246	0.036	0.849	1.024（0.802～1.307）
税后年收入（万元，以>9万元为参照）					
<5	0.077	0.1338	0.328	0.567	1.080（0.831～1.403）
5～9	0.180	0.0957	3.520	0.061	1.197（0.992～1.444）
岗位类别（以村卫生室医生为参照）					
乡镇卫生院医生	−0.219	0.1149	3.620	0.057	0.804（0.642～1.007）
乡镇卫生院护士	−0.237	0.1094	4.693	0.030	0.789（0.637～0.978）
乡镇卫生院公共卫生医生	−0.424	0.1524	7.732	0.005	0.654（0.485～0.882）

注：总模型的似然比检验值=53.862，$P<0.001$；拟合优度：Deviance 检验 $P=0.558>0.05$，Pearson 检验 $P=0.558$
>0.05。

（二）农村基层医务人员的工作满意度

1. 工作满意度总体情况　数据分析结果显示，家庭医生签约服务下农村基层
医务人员对工作满意度各项评分中，平均得分为（3.27±0.506）分，其中满意度
评分最低的两项是工作收入和福利保障，分别为（2.88±0.854）分和（2.95±0.823）
分。得分最高的两项是同事关系和医患关系，分别为（3.81±0.631）分和
（3.49±0.619）分（表5-13）。

2. 不同岗位医务人员工作满意度比较　不同岗位医务人员对福利保障、工作
条件、医患关系的满意度评分差别有统计学意义（$P<0.05$，表5-13）。在福利保
障方面，两两比较结果显示，村卫生室医生的满意度评分低于乡镇卫生院医务人
员（调整后 $P<0.05$），乡镇卫生院各岗位之间差异无统计学意义（调整后 $P>0.05$）；
在工作条件方面，两两比较结果显示，村卫生室医生与乡镇卫生院医生的满意度

评分差别有统计学意义（调整后 $P<0.05$），村卫生室医生评分高于乡镇卫生院医生；在医患关系方面，两两比较结果显示，村卫生室医生与乡镇卫生院医生、护士的满意度评分差别有统计学意义（调整后 $P<0.05$），村卫生医生评分高于乡镇卫生院医生、护士。不同岗位医务人员对其他各项工作满意度评分差别均无统计学意义（$P>0.05$）。不同岗位医务人员的平均满意度评分差异也无统计学意义（$P>0.05$）。

表5-13　不同岗位医务人员工作满意度

项目	工作满意度（$\bar{x} \pm s$，分）					H	P
	乡镇卫生院医生	乡镇卫生院护士	乡镇卫生院公共卫生医生	村卫生室医生	总体		
工作收入	2.81±0.853	2.96±0.808	3.15±0.823	2.81±0.899	2.88±0.854	7.714	0.052
福利保障	3.03±0.800	3.03±0.707	3.24±0.582	2.71±0.951	2.95±0.823	21.900	0.000
政策与管理	3.29±0.742	3.27±0.750	3.61±0.703	3.32±0.788	3.32±0.759	7.273	0.064
工作条件	3.14±0.826	3.36±0.731	3.44±0.776	3.41±0.750	3.31±0.778	13.430	0.004
同事关系	3.80±0.573	3.78±0.721	3.80±0.511	3.88±0.611	3.81±0.631	2.553	0.466
医患关系	3.36±0.657	3.39±0.624	3.56±0.502	3.73±0.529	3.49±0.619	42.406	<0.001
自豪感	3.31±0.791	3.37±0.760	3.27±0.672	3.20±0.895	3.29±0.808	2.195	0.533
成就感	3.44±0.677	3.36±0.685	3.54±0.552	3.22±0.855	3.35±0.735	7.290	0.063
工作认可	3.14±0.773	3.20±0.671	3.27±0.708	3.29±0.815	3.21±0.751	5.471	0.140
职业发展前景	3.18±0.730	3.22±0.639	3.27±0.593	3.08±0.897	3.17±0.751	2.000	0.572
进修培训	3.26±0.790	3.28±0.594	3.39±0.771	3.39±0.894	3.31±0.767	5.073	0.167
职称晋升	3.12±0.965	3.21±0.786	3.27±0.807	3.15±0.793	3.17±0.848	0.924	0.820
平均满意度	3.24±0.509	3.29±0.456	3.40±0.442	3.26±0.562	3.27±0.506	3.130	0.372

注：工作满意度各条目并不符合正态分布，但为便于比较大小，各条目满意度得分以均数±标准差（$\bar{x} \pm s$）表示，差异性检验采用 Kruskal-Wallis H 检验。

3. 农村基层医务人员工作满意度影响因素的广义线性回归分析　为探索不同岗位医务人员在地区、性别、年龄、婚姻状况、文化程度、职称、工作年限、税后年收入、工作压力等影响因素对工作满意度的影响，以农村基层医务人员的工作满意度平均得分为因变量，以基本情况、挑战性压力、阻碍性压力为自变量进行广义线性回归，结果显示，在控制了可能的混杂因素后，不同岗位医务人员的平均满意度评分差异仍无统计学意义（$P>0.05$）。地区、性别、年龄、婚姻状况、文化程度、工作年限等挑战性压力因素对工作满意度评分的影响不明显（$P>0.05$）。职称、税后年收入水平等阻碍性压力影响农村基层医务人员的工作满意度评分（$P<0.05$）。对比副高及以上职称的医务人员，初级及以下的医务人员工作满意度评分更高（$P<0.05$）。对比税后年收入在9万元以上的医务人员，税

后年收入在 5 万元以下的医务人员工作满意度评分更低（$P=0.003<0.05$）；阻碍性压力对工作满意度评分呈负向影响（$b=-0.318$，$P<0.001$，表 5-14）。

表 5-14　农村基层医务人员工作满意度影响因素的广义线性回归

自变量	b	SE	Wald χ^2	P	OR（95%CI）
地区（以苏北为参照）					
苏南	−0.062	0.0463	1.773	0.183	0.940（0.859～1.030）
苏中	0.013	0.0464	0.074	0.786	1.013（0.925～1.109）
性别（以女性为参照）					
男	−0.036	0.0466	0.608	0.436	0.964（0.880～1.056）
年龄（岁，以≥50 岁为参照）					
20～29	0.024	0.1251	0.037	0.847	1.024（0.802～1.309）
30～39	−0.036	0.1097	0.109	0.742	0.964（0.778～1.196）
40～49	−0.057	0.0720	0.617	0.432	0.945（0.821～1.088）
婚姻状况（以其他为参照）					
已婚/同居	0.132	0.0729	3.273	0.070	1.141（0.989～1.316）
文化程度（以本科及以上为参照）					
高中（中专）及以下	0.090	0.0685	1.733	0.188	1.094（0.957～1.252）
大专	0.029	0.0475	0.374	0.541	1.029（0.938～1.130）
职称（以副高及以上为参照）					
无	0.201	0.0916	4.820	0.028	1.223（1.022～1.463）
初级	0.182	0.0786	5.334	0.021	1.199（1.028～1.399）
中级	0.014	0.0620	0.050	0.823	1.014（0.898～1.145）
工作年限（年，以≥30 年为参照）					
<10	−0.151	0.1238	1.485	0.223	0.860（0.675～1.096）
10～19	−0.115	0.1072	1.150	0.284	0.891（0.723～1.100）
20～29	−0.002	0.0736	0.001	0.979	0.998（0.864～1.153）
税后年收入（万元，以>9 万元为参照）					
<5	−0.228	0.0790	8.345	0.004	0.796（0.682～0.929）
5～9	−0.092	0.0567	2.621	0.105	0.912（0.816～1.020）
岗位类别（以村卫生室医生为参照）					
乡镇卫生院医生	0.087	0.0691	1.581	0.209	1.091（0.953～1.249）
乡镇卫生院护士	0.103	0.0658	2.447	0.118	1.108（0.974～1.261）
乡镇卫生院公共卫生医生	0.166	0.0910	3.314	0.069	1.180（0.987～1.411）
挑战性压力	0.039	0.0270	2.054	0.152	1.039（0.986～1.096）
阻碍性压力	−0.315	0.0254	154.415	0.000	0.730（0.694～0.767）

注：总模型的似然比检验值=181.898，$P<0.001$；拟合优度：Deviance 检验 $P=0.195>0.05$，Pearson 检验 $P=0.195>0.05$。

四、农村基层医务人员的工作表现自我评价

（一）工作积极性比较

将农村基层医务人员工作积极性分为非常积极、积极、一般、不积极、非常不积极 5 个等级，同时将非常积极、积极合并为"积极"，一般、不积极、非常不积极合并为"不积极"。数据分析结果显示，88.6%的被调查者认为自己工作积极。卡方检验结果显示，不同岗位医务人员工作积极性评价差异有统计学意义（$P<0.05$，表5-15）。

表5-15　农村基层医务人员的工作积极性自我评价

工作积极性	乡镇卫生院医生人数（%）	乡镇卫生院护士人数（%）	乡镇卫生院公共卫生医生人数（%）	村卫生室医生人数（%）	合计（%）	χ^2	P
积极	155（85.2）	175（93.6）	38（92.7）	151（85.8）	519（88.6）	8.747	0.033
不积极	27（14.8）	12（6.4）	3（7.3）	25（14.2）	67（11.4）		

为进一步探索医务人员在基本情况、工作压力、工作满意度等方面的差异对工作积极性的影响，本研究以工作积极性为因变量（赋值：积极=1，不积极=0），以基本情况、工作压力、工作满意度等为自变量，进行二分类 Logistic 回归分析。结果显示，在控制了可能的混杂因素后，不同岗位医务人员的工作积极性差异仍有统计学意义（$P<0.05$），乡镇卫生院护士的工作积极性是村卫生室医生的 2.861（95%CI：1.036～7.899）倍。不同性别、年龄、婚姻状况、文化程度、职称、工作年限、税后年收入、挑战性压力、阻碍性压力等因素对农村基层医务人员的工作积极性无明显影响（$P>0.05$）。但地区、工作满意度是农村基层医务人员工作积极性的影响因素。具体来说，苏南、苏中地区农村基层医务人员的工作积极性分别是苏北的 3.278（95%CI：1.534～7.005）倍和 4.808（95%CI：2.085～11.085）倍。工作满意度评分每增加一个单位，工作积极的可能性增加 4.532 倍（表5-16）。

表5-16　农村基层医务人员工作积极性影响因素的二分类 Logistic 回归分析

自变量	b	SE	Wald χ^2	P	OR（95%CI）
地区（以苏北为参照）					
苏南	1.187	0.387	9.391	0.002	3.278（1.534～7.005）
苏中	1.570	0.426	13.572	0.000	4.808（2.085～11.085）
性别（以女性为参照）					
男	0.327	0.347	0.886	0.347	1.386（0.702～2.737）

续表

自变量	b	SE	Wald χ^2	P	OR（95%CI）
年龄（岁，以≥50岁为参照）					
20~29	0.336	1.043	0.104	0.747	1.400（0.181~10.820）
30~39	−0.114	0.938	0.015	0.904	0.893（0.142~5.615）
40~49	0.114	0.581	0.038	0.845	1.120（0.359~3.500）
婚姻状况（以其他为参照）					
已婚/同居	0.345	0.560	0.379	0.538	1.412（0.471~4.230）
文化程度（以本科及以上为参照）					
高中（中专）及以下	−0.498	0.573	0.755	0.385	0.608（0.198~1.869）
大专	−0.496	0.402	1.518	0.218	0.609（0.277~1.340）
职称（以副高及以上为参照）					
无	0.124	0.768	0.026	0.872	1.132（0.251~5.100）
初级	0.297	0.692	0.184	0.668	1.346（0.347~5.220）
中级	−0.002	0.562	0.000	0.997	0.998（0.332~3.003）
工作年限（年，以≥30年为参照）					
<10	−1.822	1.045	3.041	0.081	0.162（0.021~1.253）
10~19	−0.280	0.930	0.090	0.764	0.756（0.122~4.679）
20~29	−0.290	0.606	0.229	0.632	0.748（0.228~2.456）
税后年收入（万元，以>9万元为参照）					
<5	0.073	0.659	0.012	0.911	1.076（0.296~3.915）
5~9	−0.092	0.501	0.034	0.855	0.912（0.342~2.435）
岗位类别（以村卫生室为参照）					
乡镇卫生院医生	−0.256	0.503	0.259	0.611	0.774（0.289~2.075）
乡镇卫生院护士	1.051	0.518	4.114	0.043	2.861（1.036~7.899）
乡镇卫生院公共卫生医生	0.580	0.804	0.521	0.470	1.787（0.370~8.635）
挑战性压力	0.354	0.215	2.703	0.100	1.425（0.934~2.172）
阻碍性压力	−0.453	0.234	3.766	0.052	0.635（0.402~1.005）
工作满意度	1.711	0.357	22.966	0.000	5.532（2.748~11.136）

（二）工作效率比较

本研究将工作效率认知评价分为非常低、比较低、一般、比较高、非常高等5个等级，将非常高、高合并为效率高，一般、比较低、非常低合并为效率低。数据分析结果显示，76.8%的被调查者认为自己工作效率高。卡方检验结果显示，不同岗位医务人员工作效率自我评价差异有统计学意义（$P<0.05$）（表5-17）。

表 5-17 农村基层医务人员的工作效率认知评价

工作效率	乡镇卫生院医生人数（%）	乡镇卫生院护士人数（%）	乡镇卫生院公共卫生医生人数（%）	村卫生室医生人数（%）	总体（%）	χ^2	P
效率高	137（75.3）	157（84.0）	34（82.9）	122（69.3）	450（76.8）	12.004	0.007
效率低	45（24.7）	30（16.0）	7（17.1）	54（30.7）	136（23.2）		

以工作效率为因变量（赋值：效率高=1，效率低=0），以基本情况、工作压力、工作满意度等为自变量，进行二分类 Logistic 回归分析，结果表明，在控制了其他可能的混杂因素后，岗位类别仍是农村基层医务人员工作效率的影响因素，相比村卫生室医生，乡镇卫生院护士的工作效率会更高（OR=2.935，95%CI：1.388～6.203）（表 5-18）。此外，工作压力中的挑战性压力对农村基层医务人员工作效率有正向影响，挑战性压力每增加一个单位，工作效率高的可能性增加74.6%。但阻碍性压力对农村基层医务人员工作效率的作用不显著（$P>0.05$）。工作满意度也对农村基层医务人员的工作效率产生正向影响，工作满意度评分每增加一个单位，医务人员工作效率高的可能性增加 1.706 倍。以苏北为参照，苏中地区农村基层医务人员对自我工作效率评价倾向更高（$P<0.05$）。

表 5-18 农村基层医务人员工作效率影响因素的二分类 Logistic 回归分析

自变量	b	SE	Wald χ^2	P	OR（95%CI）
地区（以苏北为参照）					
苏南	0.204	0.268	0.583	0.445	1.227（0.726～2.073）
苏中	0.569	0.281	4.093	0.043	1.767（1.018～3.066）
性别（以女性为参照）					
男	0.365	0.265	1.899	0.168	1.441（0.857～2.423）
年龄（岁，以≥50 岁为参照）					
20～29	0.131	0.706	0.034	0.853	1.140（0.286～4.548）
30～39	0.351	0.623	0.318	0.573	1.421（0.419～4.820）
40～49	0.113	0.414	0.074	0.786	1.119（0.497～2.521）
婚姻状况（以其他为参照）					
已婚/同居	0.285	0.413	0.475	0.491	1.329（0.591～2.989）
文化程度（以本科及以上为参照）					
高中（中专）及以下	−0.073	0.399	0.033	0.855	0.930（0.426～2.032）
大专	−0.074	0.289	0.065	0.798	0.929（0.528～1.635）
职称（以副高及以上为参照）					
无	−0.355	0.550	0.415	0.519	0.701（0.238～2.063）

续表

自变量	b	SE	Wald χ^2	P	OR（95%CI）
初级	−0.230	0.483	0.226	0.634	0.795（0.308～2.049）
中级	−0.386	0.387	0.996	0.318	0.679（0.318～1.451）
工作年限（年，以≥30年为参照）					
<10	−0.743	0.718	1.071	0.301	0.476（0.116～1.943）
10～19	−0.603	0.630	0.915	0.339	0.547（0.159～1.882）
20～29	−0.772	0.445	3.012	0.083	0.462（0.193～1.105）
税后年收入（万元，以>9万元为参照）					
<5	−0.886	0.474	3.500	0.061	0.412（0.163～1.043）
5～9	−0.476	0.362	1.731	0.188	0.621（0.305～1.263）
岗位类别（以村卫生室医生为参照）					
乡镇卫生院医生	0.126	0.390	0.104	0.747	1.134（0.528～2.438）
乡镇卫生院护士	1.077	0.382	7.949	0.005	2.935（1.388～6.203）
乡镇卫生院公共卫生医生	0.629	0.553	1.293	0.256	1.875（0.635～5.539）
挑战性压力	0.557	0.168	10.992	0.001	1.746（1.256～2.426）
阻碍性压力	−0.289	0.172	2.848	0.091	0.749（0.535～1.048）
工作满意度	0.991	0.253	15.317	0.000	2.694（1.640～4.425）

（三）工作质量比较

本研究将工作质量认知评价分为非常低、比较低、一般、比较高、非常高 5 个等级，将非常高、高合并为质量高，一般、比较低、非常低合并为质量低。数据分析结果显示，70.1%的被调查者认为自己工作质量高。不同岗位医务人员工作质量自我评价差异有统计学意义（$P<0.05$）（表 5-19）。

表 5-19　不同岗位医务人员的工作质量认知评价

工作质量	乡镇卫生院医生人数（%）	乡镇卫生院护士人数（%）	乡镇卫生院公共卫生医生人数（%）	村卫生室医生人数（%）	总计（%）	χ^2	P
质量高	123（67.6）	142（75.9）	33（80.5）	113（64.2）	411（70.1）	8.624	0.035
质量低	59（32.4）	45（24.1）	8（19.5）	63（35.8）	175（29.9）		

运用二分类 Logistic 回归模型对农村基层医务人员工作质量的影响因素进行分析，结果表明，在纳入了其他可能的混杂因素后，岗位类别对农村基层医务人员工作质量影响不显著（$P>0.05$）。仅工作年限、挑战性压力、工作满意度三项因素对医务人员的工作质量影响显著（$P<0.05$）（表 5-20）。以工作年限≥30 年为参照，

工作年限在 10 年以下、10～19 年、20～29 年的医务人员工作质量较低。挑战性压力对农村基层医务人员工作质量有正向影响,挑战性压力每增加一个单位,工作质量高的可能性增加 67.6%。工作满意度对农村基层医务人员的工作质量也有正向影响,工作满意度评分每增加一个单位,医务人员工作质量高的可能性增加 1.250 倍。

表 5-20 　农村基层医务人员工作质量影响因素的二分类 Logistic 回归分析

自变量	b	SE	Wald χ^2	P	OR（95%CI）
地区（以苏北为参照）					
苏南	0.150	0.249	0.363	0.547	1.162（0.714～1.891）
苏中	0.094	0.247	0.145	0.703	1.099（0.677～1.784）
性别（以女性为参照）					
男	−0.248	0.245	1.024	0.312	0.780（0.483～1.261）
年龄（岁,以≥50 岁为参照）					
20～29	0.527	0.646	0.666	0.414	1.694（0.478～6.010）
30～39	0.883	0.577	2.336	0.126	2.417（0.779～7.496）
40～49	0.393	0.381	1.065	0.302	1.482（0.702～3.129）
婚姻状况（以其他为参照）					
已婚/同居	0.110	0.375	0.086	0.769	1.116（0.535～2.328）
文化程度（以本科及以上为参照）					
高中（中专）及以下	−0.286	0.363	0.622	0.430	0.751（0.369～1.529）
大专	−0.347	0.256	1.834	0.176	0.707（0.428～1.168）
职称（以副高及以上为参照）					
无	−0.184	0.494	0.139	0.709	0.832（0.316～2.190）
初级	−0.048	0.430	0.013	0.911	0.953（0.411～2.213）
中级	−0.105	0.346	0.092	0.762	0.900（0.457～1.775）
工作年限（年,以≥30 年为参照）					
<10	−1.492	0.659	5.132	0.023	0.225（0.062～0.818）
10～19	−1.183	0.578	4.188	0.041	0.306（0.099～0.951）
20～29	−0.883	0.405	4.748	0.029	0.413（0.187～0.915）
税后年收入（万元,以>9 万元为参照）					
<5	−0.710	0.429	2.741	0.098	0.492（0.212～1.139）
5～9	−0.480	0.325	2.182	0.140	0.619（0.327～1.170）
岗位类别（以村卫生室医生为参照）					
乡镇卫生院医生	0.066	0.360	0.034	0.854	1.068（0.528～2.163）
乡镇卫生院护士	0.597	0.345	2.991	0.084	1.816（0.924～3.571）

自变量	b	SE	Wald χ^2	P	OR（95%CI）
乡镇卫生院公共卫生医生	0.751	0.519	2.095	0.148	2.120（0.766～5.862）
挑战性压力	0.516	0.152	11.613	0.001	1.676（1.245～2.256）
阻碍性压力	−0.137	0.154	0.795	0.373	0.872（0.645～1.178）
工作满意度	0.811	0.229	12.533	0.000	2.250（1.436～3.526）

五、讨论与建议

（一）农村基层医务人员的工作内容

1. 工作内容总体情况　本研究调查了家庭医生签约服务模式中农村基层医务人员在医疗服务和公共卫生服务上的参与情况。研究结果显示，家庭医生签约服务中农村基层医务人员的工作涉及基本医疗服务、公共卫生服务多个方面，任务范围广。参与人数比较多的主要是疾病诊疗护理、健康教育、慢性病健康管理、居民健康档案建立和管理、老年人健康管理等几大块内容，绝大多数农村基层医务人员既参与医疗服务又参与公共卫生服务，此结果与刘春平等研究结果基本一致。长期以来，基本医疗与基本公共卫生服务对于很多基层医疗机构临床与公共卫生来说是分离的，负责医疗的不负责公共卫生，负责公共卫生的不负责医疗，导致公共卫生服务质量不高，居民满意度不高，为此，国家加强推动医防融合，要求各地以家庭医生团队为载体，以慢性病管理为突破口，强化基层医防融合。家庭医生在为签约居民提供诊疗服务时，要将健康档案管理、慢性病随访、健康教育等公共卫生服务与临床治疗服务整合开展。本研究结果反映了家庭医生签约服务中农村基层医疗机构医疗和公共卫生分开的情况有所改善，尤其在居民健康档案、慢性病管理、老年人管理等方面，家庭医生签约服务一定程度上促进了医防融合。

2. 不同岗位医务人员工作内容情况　既往关于家庭医生签约服务下不同岗位医务人员工作内容的比较研究较少，有少量研究仅对医生和护士工作内容进行了比较，本研究将公共卫生医生、村卫生室医生也纳入，比较乡镇卫生院医生、护士、公共卫生医生、村卫生室医生这四类岗位人员之间的工作内容。研究结果显示，不同岗位医务人员的职责分工各有侧重，乡镇卫生院医生主要参与疾病诊疗护理、健康教育、转诊服务、慢性病患者健康管理等方面；乡镇卫生院护士主要参与疾病诊疗护理、健康教育等方面；公共卫生医生主要参与预防接种、老年人健康管理、慢性病患者健康管理等项目；而村卫生室医生主要参与居民健康档案建立和管理、老年人健康管理、慢性病患者健康管理、健康教育、疾病诊疗护理、儿童健康管理、传染病及突发公共卫生事件报告和处理、贫困人口健康管理、肺结核患者管理、计划生育特殊家庭健康管理、转诊服务、预防接种、孕产妇健康管理、避孕药具管理、卫生计生监督协管等多方面工作内容。我国医防融合相关研究指出机构责任分工上公共卫生和基本医疗分割是基层医防融合中存在的短板之一。本研究也证实了这一点，虽然从总体上看，农村基层医务人员既参与了公共卫生服务也参与了医疗服务，但是医防分开的现象仍然存在，村卫生室医生参与了绝大部分的公共卫生服务，乡镇卫生院医生、护士参与公共卫生服务较少，仍以医疗服务为主。当前农村家庭医生团队主要由乡镇卫生院和村卫生室两级医务人员组成，不同岗位成员的职责分工一定程度上反映了镇村两级的机构分工。调查中也了解到，在镇村的两级分工上，乡镇卫生院负责签约服务管理、考核，组织健康团队下村，而公共卫生服务的具体任务，如慢性病随访等，主要由村卫生室医生完成，因而导致乡镇卫生院医生、护士，公共卫生医生对家庭医生签约服务的参与感不强。这提示需要加强机构间职责分工，增强乡镇卫生院各岗位成员对签约服务的参与感，使各岗位成员都承担起将公共卫生服务和基本医疗服务融为一体的多种职能，更好地促进医防融合。

（二）农村基层医务人员的工作时间

1. 工作时间总体情况　　本研究发现，农村基层医务人员工作时间较长。《国务院关于职工工作时间的规定》中要求"职工每日工作 8 小时，每周工作 40 小时"，而本研究结果显示，农村基层医务人员的每周工作天数均超过 5 天，每周工作时长基本超过规定工作时长，尤其是村卫生室医生和乡镇卫生院医生。这可能与医务人员的职业属性、基层医疗卫生机构卫生技术人员数量不足、结构不合理等因素有关。

2. 不同岗位医务人员工作时间差异　　不同岗位比较发现，村卫生室医生无论从每天工作时长还是每周工作天数来看，都是最长的，高于乡镇卫生院医务人员。分析原因可能与村卫生室医生的工作任务多，村医缺乏、老年化严重等因素有关。如前所述，家庭医生签约服务下，村卫生室承担了繁杂的公共卫生服务，工作内容广泛，服务人数众多，有村医反映 3 个村医服务 3900 多人口，其中包括 275 名糖尿病患者，835 名高血压患者，800 多名老年人，300 多名儿童。在服务中还会出现占用休息时间的现象，如不少签约的老年人、慢性病患者白天需外出打工，村卫生室医生只能利用晚上休息时间上门随访，这项工作占用了其大量的休息时间。另外，调研了解到，村卫生室医生缺乏，老龄化严重，退休返聘人员较多，对计算机操作不熟练，工作效率低。本研究还发现，乡镇卫生院医生较公共卫生医生、护士工作时间长。这可能与乡镇卫生院医生在团队中的主导角色有关，调研了解到，家庭医生团队长主要由乡镇卫生院医生来担任，乡镇卫生院护士和公共卫生医生则主要负责配合和协助乡镇卫生院医生完成相关的医疗、公共卫生工作。这可能使得乡镇卫生院医生的工作压力和工作量相对护士和公共卫生医生较大，因而投入的时间精力可能会较多。

3. 不同岗位医务人员工作时间分配　工作时间分配结果显示，乡镇卫生院医生、护士的绝大部分时间花费在医疗服务上，乡镇卫生院公共卫生医生的绝大部分时间花费在公共卫生服务上，村卫生室医生在公共卫生服务和医疗服务上花费的时间占比基本一致，这反映了不同岗位医务人员在工作时间分配上存在差异。王海鹏等在 2012 年发表了一篇关于基层卫生人员工作时间分布研究的文献。本研究与之相比发现，乡镇卫生院医生在医疗服务上花费时间占比较高，在公共卫生服务上花费时间占比较低；乡镇卫生院护士与乡镇卫生院医生的变化基本一致；公共卫生医生在各项服务中的时间分布与之较为接近；村卫生室医生在医疗服务上花费时间占比与之接近，但在公共卫生服务上花费时间占比较高。分析原因可能是本研究与之相比，对工作活动内容的分类不同，王海鹏等的研究分类较多、较细，本研究考虑工作活动细化可能带来的回忆难度和回忆偏倚，将医务人员的工作时间分配缩小在医疗服务、公共卫生服务、其他工作等三大范围内。另外，随着签约服务的开展和公共卫生服务的精细化，由于镇村两级分工不同，乡镇一级承担了更多的医疗服务工作，同时签约服务提高了乡镇卫生院的门诊量，这些变化可能导致乡镇卫生院医生、护士花费在医疗服务上的时间占比增加。而与此同时，村卫生室承担了绝大部分公共卫生任务，工作重心由疾病治疗转向健康维持，一定程度上弱化了村卫生室的基本医疗功能，这可能导致村卫生室医生在公共卫生服务上花费时间占比增加。

4. 其他工作花费时间　为了解农村基层医务人员是否面临"文山会海"的负担，本研究创新性地分析了农村基层医务人员在行政管理会议、文书工作、迎接检查考核督导等工作上花费时间的自我评价情况，结果表明，绝大多数医务人员认为行政管理会议、文书工作、迎接检查考核督导等工作占用的时间一般。

在行政管理会议方面，卡方检验结果显示不同岗位医务人员对行政管理会议花费时间的评价有差别，但回归分析结果显示岗位类别作用不显著，考虑可能是其他混杂因素的影响。回归分析结果显示，地区、性别、职称是行政管理会议花费时间评价的影响因素。与苏北地区相比，苏中地区医务人员认为在行政管理会议上花费时间更多，这表明行政管理会议时间花费存在地区差异，有待进一步研究。与女性相比，男性认为在行政管理会议上花费时间更多。这可能与男性更多地担任管理职务，承担了较多的行政管理任务有关。不同职称医务人员对行政管理会议花费时间评价不同，中级职称医务人员相较副高级及以上医务人员更倾向于认为在行政管理会议上花费时间较少，这提示对于行政会议花费的时间，可重点关注较低职称和较高职称医务人员。

在文书工作方面，卡方检验和多等级 Logistic 回归分析结果均显示，不同岗位医务人员对文书工作花费时间评价差异显著，村卫生室医生花费时间较乡镇卫生院医生、护士多，分析原因可能与家庭医生签约服务中村卫生室医生承担更多的公共卫生任务、报表繁多有关。

在迎接检查考核督导方面，研究结果显示，村卫生室医生比乡镇卫生院医生花费时间多，分析原因可能是家庭医生签约服务背景下，镇村两级分工协作，乡镇一级负责管理、考核，村卫生室是被考核方，加之考核结果与村卫生医生收入息息相关，在迎接检查考核上花费的时间会更多。研究还发现，地区也是农村基层医务人员对迎接检查考核督导的时间花费评价影响因素，苏南、苏中地区医疗工作者在迎接检查考核督导上花费的时间比苏北地区多，这可能与不同地区考核方的考核指标、考核方式，被考核方的重视程度等有关。

（三）农村基层医务人员的工作压力

本研究采用 C-HSS 对农村基层医务人员的工作压力进行测量，将参与签约服务的不同岗位医务人员的工作压力性质、来源进行比较研究。研究发现，不同岗位医务人员在挑战性压力和阻碍性压力方面存在相同之处，也存在不同程度的差异。

1. 工作压力总体情况　本研究结果显示，家庭医生签约服务下农村基层医务人员挑战性压力比较大，各岗位医务人员均反映在工作中需要完成的工作量很大，投入到工作上的时间较多，经常要在规定的时间完成很大的工作量，责任范围很大。这一结果符合诸多研究反映的随着签约服务的开展，家庭医生工作内容增加、工作负担增重的现状。这提示工作量大、工作责任重和时间紧迫感强是农村基层医务人员的主要压力源。研究表明，适度的挑战性压力对工作满意度、医疗服务质量有积极影响，与员工离职呈负相关。然而，过度的挑战性压力会损害医务人员的健康，进而影响医疗服务质量。因此，需对农村基层医务人员的工作量开展评估，分析现有工作任务是否在基层医务人员承受范围之内，以减少挑战性压力过大带来的负面影响。完善家庭医生签约服务的激励机制，使医务人员的收入和福利保障水平与其承担的工作压力相匹配。

在阻碍性压力方面，来自工作流程烦琐、缺乏工作安全感、职业发展受限三方面的阻碍性压力均较大。这提示，为缓解基层医务人员的工作压力需简化工作流程、提升工作安全感、增加职业发展机会。

2. 不同岗位医务人员工作压力差异　本研究对不同岗位医务人员的挑战性压力进行比较，研究发现村卫生室医生承担的挑战性压力较乡镇卫生院医务人员大。Kruskal Wallis 检验结果表明无论是在工作量、工作责任还是时间紧迫感上，村卫生室医生均较乡镇卫生院医务人员感受到更大的压力。我国有关基层医务人员工作压力研究中未见对此差异的分析。本研究认为其原因,一方面,可能是镇村两级医务人员的能力水平不同,相同工作量所需花费的时间不同,这可能造成镇村两级工作时间上压力感知的不同。另一方面,签约服务团队服务形式下,乡镇卫生院与村卫生室的分工、职责范围不同。如前所述,繁重的公共卫生服务项目任务主要由村卫生室负责承担,加之村卫生室人员有限,客观上致使村卫生室医生在工作量和工作责任范围上相对乡镇卫生医生压力大。因此,需审视镇村两级的职责范围、任务分工的合理性,加强对村卫生室医生激励因素的投入。

Kruskal Wallis 检验和 Logistic 回归分析均表明,不同岗位医务人员阻碍性压力存在显著性差异。乡镇卫生院各岗位人员较村卫生室医生所承担的阻碍性压力小,说明在家庭医生签约服务下镇村两级医务人员所感受到的阻碍性压力大小不同。从确定工作岗位职责方面看,村卫生室医生较乡镇卫生院护士感受到了更大的压力。分析原因可能是,随着医改深入,以及家庭医生签约服务的开展,村卫生室的工作重心向公共卫生服务倾斜,公共卫生服务项目增多,弱化了村卫生室传统的医疗服务功能,而在调研中有村医反映受传统观念的影响,老百姓对于村卫生室医生更多的是疾病诊治方面的需求。这一矛盾让村卫生室医生对自身的工作职责内容产生了怀疑。这提示,一方面,需要做好患者的宣传教育工作,使其重视疾病的预防保健。另一方面,加强对村卫生室医生的培训教育,转变其以疾病治疗为主的传统观念,加强其对公共卫生服务重要性的认识,增强以患者为中心的健康管理意识。此外,在政策上需要支持保证村卫生室基本医疗工作的开展,提升村卫生室医生的工作认同感。在工作流程方面,各岗位医务人员的感受不同,其中村卫生室医生较乡镇卫生院医务人员感受到更大的压力。分析原因可能是,由村卫生室医生主要承担的公共卫生服务项目有大量的信息登记和录入工作,增加了村卫生室医生工作的流程。此外,健康信息化的推进对农村基层医务人员的计算机操作能力提出了要求,然而,与乡镇卫生院医生相比,村卫生室医生老龄化严重,退休返聘人员多,文化程度较低,计算机应用能力相对较弱,其在电脑录入等工作上花费的时间较长,增加流程的烦琐性,也会增加村卫生室医生的压力。因此,需要加强顶层设计,强化信息上报的规范管理,减少不必要的信息上报,从政策上为基层减负。此外,加强村卫生室医生的职业培训,提升其计算机应用能力。对于年龄很大、确有困难者,相关管理者应合理分配其工作内容,适当减轻其在计算机应用上的压力。在缺乏工作安全感方面,村卫生室医生较乡镇卫生院公共卫生医生感受更深,这提示需要加强对村卫生室医生工作安全感的关注。

3. 影响阻碍性压力的其他因素 Logistic 回归结果显示,除了岗位类别,地区、婚姻状况也是阻碍性压力的影响因素。苏南地区基层医务人员比苏北承担更大的阻碍性压力,分析原因可能是苏南地区社会经济发展水平较高,生活压力较大，对工作安全感、岗位职责有更高的追求。已婚、同居的医务人员比未婚、分居等其他婚姻状况人员承受更大阻碍性压力，这可能与已婚、同居者有更多的来自工作和家庭的冲突有关。

（四）农村基层位医务人员的工作满意度

1. 工作满意度总体情况 工作满意度是工作生活质量的重要组成部分，影响医务人员的工作积极性，家庭医生工作满意度低可能会增加隐性缺勤的发生。本研究结果显示，农村基层医务人员工作满意度介于一般至满意之间，总体上没有不满意，其中对同事关系和医患关系满意度较高，这提示在家庭医生签约服务中农村基层医务人员同事关系和医患关系较为和谐，但医务人员对工作收入水平和福利保障不满意，暴露了家庭医生签约服务下农村基层医务人员经济激励不足、保障机制不完善等常见问题，需要加强关注。

2. 不同岗位医务人员工作满意度差异 不同岗位医务人员比较结果显示，各岗位医务人员在平均满意度上无差别，但对工作条件、福利保障、医患关系等方面满意度存在明显差异。在福利保障方面，村卫生室医生在所有医务人员中满意度最低。在工作条件方面，乡镇卫生院医生满意度较村卫生室医生低。而在医患关系方面，村卫生室医生的满意度高于乡镇卫生院医生、护士。这提示不同岗位医务人员对某一激励因素的需求不同，因此在关注农村基层医务人员工作满意度存在的普遍问题的同时，还应该针对包括村卫生室医生在内的不同岗位群体需求制定差异化、有效的激励措施。

3. 工作压力性质对工作满意度的影响 本研究还分析了不同性质工作压力对工作满意度的影响，国内外同类研究中对此关系分析较少。本研究将工作压力分为挑战性压力和阻碍性压力，研究结果显示，阻碍性压力与工作满意度呈负相关，挑战性压力对工作满意度的作用不显著（图5-3），与张一等在多种职业群体中的研究结论一致。此结果提示可通过减轻农村基层医务人员的阻碍性压力提高其工作满意度。

4. 影响工作满意度的其他因素 研究发现，职称、收入也会影响农村基层医务人员的工作满意度。初级及以下医务人员工作满意度评分比副高及以上职称高，此结论与王冬阳等的研究结论一致。国内相关研究表明收入越高，工作满意度越高。在本研究中，税后年收入少于5万元的医务人员工作满意度低于9万元以上的，但税后年收入在5万~9万元的医务人员工作满意度与9万元以上的无差别，分析原因可能是不同医务人员对收入的期望不同，低于合理的期望范围才会引起不满，这提示需要制定合理的收入水平。

（五）农村基层医务人员的工作表现自我评价

诸多实证研究表明，家庭医生签约服务面临服务质量不高的问题，家庭医生团队成员工作积极性未充分调动，基层医务人员工作效率低下等问题。基于此，本研究分析了基层医务人员的工作积极性、工作效率、工作质量的自我评价情况。自我评价存在一定的主观性，评价可能存在虚高和过于自信的现象，不少研究将自我评价用来作为反映工作状况的一个方面，但相似研究中没有发现克服这一局限性的方法。仅在一项针对大学生村官工作行为状态的研究中发现，可通过加入服务对象（村民）和上级管理者（村委会成员）对基层医务人员的一对一评价来克服这一局限性。在今后的研究中可从此方向进一步完善。尽管自我评价存在一定的局限性，但本研究认为仍可通过自我评价从医务人员的角度了解农村基层医务人员的工作状态，通过岗位间的相互比较和统计数据分析获取一些有价值的信息。

1. 工作积极性 本研究结果显示，88.6%的被调查者认为自己工作积极，说明绝大部分农村基层医务人员认为自己的工作态度较好。这一比例高于王冬阳等对江苏省家庭医生签约服务积极性自我评价的研究结果，分析原因可能是随着家庭医生签约服务的推进，实施的一系列相关激励措施在一定程度上提高了基层医务人员的工作积极性，如允许收取签约服务费并用于增加家庭医生及其团队成员的劳务报酬；医保资金对签约服务给予支持；工作环境与工作条件的改善；绩效考核机制的完善，实施"按劳分配，多劳多得"等收入分配机制。

将不同岗位医务人员工作积极性进行比较研究，卡方检验结果显示，各岗位医务人员的工作积极性有差别，二分类 Logistic 回归分析显示，与村卫生室医生相比，乡镇卫生院护士的工作积极性较高，这说明家庭医生签约服务下，乡镇卫生院护士的工作态度较好、主动性较强。

此外，地区、工作满意度也会影响农村基层医务人员的工作积极性。本研究结果显示，苏南、苏中地区基层医务人员的工作积极性分别是苏北地区的 3.278 倍和 4.808 倍。这可能与各地区的签约服务内容、签约服务费支付方式、激励措施等有关，这提示各地可相互学习、借鉴好的经验，更好地促进基层医务人员工作积极性。而工作满意度每增加一个单位，工作积极的可能性就增加超过 4 倍，验证了提高工作满意度对增强工作积极性的重要作用。

2. 工作效率 本研究结果显示，76.8%的被调查者认为自己工作效率高，说明大部分基层医务人员对自己工作效率评价较高。

卡方检验结果显示，不同岗位医务人员工作效率有差别，回归分析的结果也显示，乡镇卫生院护士较村卫生室医生的工作效率高，分析原因可能是在签约服务模式下，村卫生室医生承担了大量的上门随访、上门服务等工作，拉低了工作效率，如调查中有村医反映本来约好的上门服务时间，居民不在家，白跑一趟。

此外，本研究还发现了工作压力和工作满意度对工作效率的影响，家庭医生签约服务的相关研究中经常提及工作压力增加、工作效率降低等问题。本研究结果显示，挑战性压力对农村基层医务人员工作效率有正向影响，阻碍性压力与农村基层医务人员工作效率负相关，但作用不显著。这表明了不同性质的工作压力对工作效率的影响不同。分析原因可能是挑战性压力对组织承诺和忠诚度有积极影响，面对挑战性压力，员工会选择以问题为导向的策略，努力克服压力，并完成更高的工作要求，保持生产力，有助于工作效率的提升。而阻碍性压力可能会降低工作满意度和情感投入，增加出勤主义*发生率，降低工作效率。本研究中阻碍性压力作用不显著的原因可能与阻碍性压力和工作满意度存在线性负相关关系有关。工作满意度对农村基层医务人员的工作效率产生正向影响（图 5-2），这提示可通过提高农村基层医务人员的满意度来提升其工作效率。

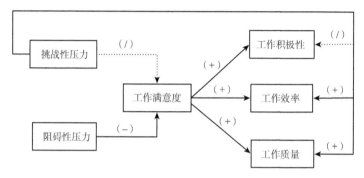

图 5-2　农村基层医务人员工作压力、工作满意度与工作表现间的关系

3. 工作质量　本研究结果显示，70.1%的被调查者认为自己工作质量高。这反映调查地区绝大部分基层医务人员对自己当前工作质量评价较高，认为能较好地落实相关服务要求。这说明各地加强了服务考核，完善了相关考核绩效评价指标，不再片面追求签约率，开始注重签约服务质量。

我国关于家庭医生团队成员的工作现状比较研究中尚未见对工作质量的自我评价比较。本研究对不同岗位医务人员工作质量进行比较，卡方检验结果显示，不同岗位医务人员对工作质量的自我评价有差异。Logistic 回归分析结果显示，在控制了其他可能的混杂因素后，仍发现各岗位工作质量的自我评价差异不显著。考虑可能是不同岗位医务人员之间存在其他混杂因素的影响。研究发现工作年限、挑战性工作压力、工作满意度是农村基层医务人员工作质量的影响因素。Logistic 回归分析结果显示，工作年限越短的医务人员比工作年限在 30 年及以上的医务人员工作质量评价高的可能性越小。除了其实际工作质量高外，也可能是因为在农村，工作年限越长的医务人员工作经验越丰富，比较容易受到居民的信任，居民对其评价比较高，配合度高，医务人员自信心也会比较强，对自我工作质量评价

---

*　"出勤主义"英文为 presenteeism，指员工虽然身体出勤，但由于健康问题、压力或其他因素，导致工作效率或绩效显著下降的现象，用来表示由于健康和其他事件而导致工作场所潜在的生产力损失。

会较高。研究结果显示，挑战性压力对农村基层医务人员工作质量有正向影响，与 Tengyang Ma 等对中国东部、中部、西部的一级、二级和三级医院的 2426 名医护人员的相关调查研究结论一致，这提示适当的挑战性压力对工作质量的提高有直接作用。此外，工作满意度对基层医务人员工作质量的正向影响也进一步验证了工作满意度在工作质量提高中的重要作用。

六、小　　结

本章第一部分基于综合激励模型构建了家庭医生签约服务激励模型和具体的激励机制。第二部分开展实证调查，评估家庭医生签约服务中，农村基层医务人员的工作内容、工作时间分配、工作压力、工作满意度、工作表现自我评价等方面的现状和影响因素。第三部分基于理论分析和实证研究结果，从农村基层医务人员的工作内容、工作时间、工作压力、工作满意度和工作表现自我评价等研究内容具体开展讨论，并提出有针对性的对策建议。

第六章 农村老年高血压患者卫生服务利用研究

一、农村老年高血压患者卫生服务利用的理论分析框架构建

本部分基于安德森卫生服务利用模型构建农村老年高血压患者卫生服务利用情况的理论分析框架（图 6-1）。保留"倾向因素"、"使能资源"和"需要"三个要素。"倾向因素"包括"人口学"（签约居民性别、年龄）、"社会结构"（签约居民文化程度、家庭功能）和"健康信念"（对高血压严重性的认知、是否吸烟、饮酒等）要素。"使能资源"包括"家庭资源"（家庭人均年收入）、"家庭医生资源"（家庭医生是否可提供患者所需全部药品、是否可开具长处方）。"需要"包括所患慢性病数量和血压控制情况。上述要素共同影响家庭医生签约服务下的卫生服务利用情况。

"家庭医生签约服务下的卫生服务利用"维度包含"药品服务"、"门诊服务"、"住院服务"和"基本公共卫生服务"四个要素。"药品服务"主要包括购药地点、用药方案来源、是否按医嘱服药等；"门诊服务"主要包括门诊就诊地点、次数、费用等；"住院服务"主要包括住院机构地点、住院次数及天数、与住院相关的转诊和随访服务、住院费用等；"基本公共卫生服务"主要包括预约服务、转诊服务、随访服务、健康体检、血压测量、健康管理服务、健康教育与健康咨询服务的知晓和利用情况。

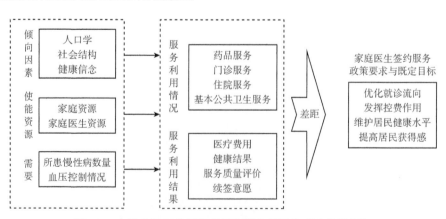

图 6-1 农村老年高血压患者卫生服务利用的理论分析框架

二、农村老年高血压患者卫生服务利用情况分析

（一）现场调查

1. 调查工具准备

（1）卫生服务利用情况：农村老年高血压患者卫生服务利用问卷主要针对高血压签约患者对药品服务、门诊服务、住院服务、基本公共卫生服务的利用情况及产生的费用情况，如调查对象购药地点的选择、用药方案来源、购药费用、门诊就诊机构的选择、各级门诊机构次数、住院机构的选择、住院次数、住院天数、相关转诊服务及费用等情况。根据相关文献对慢性病健康管理的定义及国家政策文件和样本县/区家庭医生签约服务包内容，以及问卷的连续性、合理性，此部分问卷内容包括对预约就诊、转诊服务、随访服务、健康管理服务、血压与血糖等测量服务、健康教育与健康咨询服务的知晓情况利用情况。本研究选择慢性病患者对随访服务、血压监测服务、健康管理服务和健康教育与咨询服务利用次数是否达标作为农村老年高血压患者基本公共卫生服务方面的测算指标。指标选择原因包括：①随访服务、血压监测、健康管理和健康教育与咨询能够对慢性病起到有效的管理和干预作用。②对于这四项服务调查对象更为熟悉，减少回忆偏移。③调研地区家庭医生签约服务包对这几项服务内容和频次做出明确规定，调研结果具有更好的量化、定性特点。

（2）家庭医生签约服务质量追踪评价：采用单选题形式了解调查对象续签意愿。采用家庭医生签约服务质量评价量表调查患者对家庭医生签约服务质量的评价，该量表包含 6 个维度，分别为可及性、横向连续性、纵向连续性、综合性服务、技术性及经济性。以 Q 代表家庭医生签约服务质量，以 P 代表患者对服务的感知，以 E 表示患者对服务的期望，得 $Q=P–E$。$Q>0$ 时，表示家庭医生提供的签约服务高于患者期望，认为家庭医生签约服务质量高。反之，表示家庭医生提供的签约服务低于患者期望，认为家庭医生签约服务质量较低。本研究中量表信度系数为 0.954，KMO 检验值为 0.931，Bartlett 球形检验值显著（$\chi^2=47246.125$，$P<0.01$），表明量表可信度、可靠性和有效性较高。

首先，采用差值计算分析量表中各小题项、各个维度及总量表的家庭医生签约服务感知与期望差距。其次，采用 IPA 分析法评估签约患者对服务的属性偏好和家庭医生提供服务的表现程度，便于明确家庭医生签约服务需要优先改进的维度。最后，采用乘积标度法对各维度进行加权赋值，得到各维度权重。乘积标度法是一种基于层次分析法提出的较灵活的赋权方法，以实测数据为依据，对各指标内在客观重要性进行比较并赋值。本研究将签约居民对某一维度的期望值与该维度重要性相对应。随后根据公式算得整个量表的总体服务质量评价得分 TQ，详

见式（12）。最后，测得家庭医生签约服务质量能够达到居民期望的程度（以百分比计）TQ$_p$，详见式（13）。具体计算方法如下：

第 m 个具体题项的服务质量评价得分记作 Q_m：

$$Q_m = \overline{P_m} - \overline{E_m} \tag{10}$$

其中，$\overline{P_m}$ 为该题项的感知平均得分，$\overline{E_m}$ 为该题项的期望平均得分。

第 i 个量表维度的服务质量评价得分记作 Q_i：

$$Q_i = \frac{1}{k} \sum_{m=1}^{k} Q_m \tag{11}$$

其中，k 表示该维度下包含的总题项数。

整个量表的总体服务质量评价得分记作 TQ：

$$TQ = \sum_{i=1}^{n} W_i Q_i \tag{12}$$

其中，W_i 表示第 i 个维度的权重，n 表示量表包含的全部维度数量。

家庭医生签约服务质量能够达到居民期望的程度（以百分比计）记作 TQ$_p$：

$$TQ_p = \frac{TQ - \left[\min(P) - \max(E)\right]}{0 - \left[\min(P) - \max(E)\right]} \times 100\% \tag{13}$$

2. 调查地点　2019 年采用典型抽样在江苏省内抽取三个样本县（区），分别为常州市 A 区、盐城市 B 区和南通市 C 县，抽样依据为综合考虑家庭医生签约服务模式、当地经济发展水平和抽样地区接受度与合作度。随后采用多阶段分层整群抽样方法，第一阶段将每县/区下全部乡镇按经济发展水平分为好、中、差三类（主要排序指标参考人均 GDP），每类随机抽取 1 个乡镇作为样本乡镇，在 A、B 和 C 县/区下各抽取 3 个乡镇。第二阶段采用相同的方法在每样本乡镇下各抽取 3 个村。2020 年调查地点与 2019 年相同。

3. 调查对象与资料收集　2019 年对照样本村家庭医生签约名单对村民进行筛选，对样本村符合条件的 60 岁以上患高血压的签约患者全部进行调查。患者纳入标准：①意识清醒，能自主回答问卷内容；②可对家庭医生的医疗水平、就医经历等做出独立判断。随后对回收问卷进行清理，剔除标准：①基本信息模块、家庭医生签约服务利用模块和家庭医生签约服务评价模块有缺失值且漏答率超过15%；②量表部分全部勾选同一个结果；③问卷回答有规律性；④未按问卷提示完成问卷；⑤其他不符合条件的问卷。共发放问卷 1262 份，保留有效问卷 1196份，有效回收率达 94.8%

2020 年对 2019 年调查对象进行追踪调查。首先，将 2019 年调查对象名单汇总给样本地区负责人，地区负责人提前告知该部分村民参与此次调查的具体地点和具体时间以保证回访率。其次，在实地调研过程中对于不能参与调查的对象先尝试进行电话调查。最后，对失访率较高的地区，在家庭医生签约名单中按 2019 年选入标准抽取新的调查对象进行补足。共收回问卷 1139 份，剔除标准参照 2019 年，最终保留有效问卷 1126 份，有效回收率达 98.8%。

（二）样本地区相关政策要点梳理

在实地调研过程中，向各调研地区卫健局收集家庭医生签约服务包文件和价目表。经过前期梳理，从整体看，各调研县（区）有关部门均对国家政策文件要求和精神贯彻落实在实际操作方案中，将 2018 年文件规定的十二项服务全面纳入地方性家庭医生签约服务包，明确家庭医生团队成员构成和工作职责，并出台相应绩效考核方案。

从具体内容看，三县（区）采取家庭医生团队形式为签约患者提供服务。其中盐城 B 区推行"1+1+N"模式，"1+1"即卫生院全科医生+村卫生室医生，"N"即专科医生及护理、公共卫生、药学、心理、营养等专业人员。常州市武进区则遵循国家政策文件以家庭医生、社区护士、公共卫生医师（含助理公共卫生医师）组成家庭医生团队，并逐步实现每个家庭医生团队配备可提供中医药服务的医师或乡村医生，鼓励有条件的地区吸收药师、健康管理师、心理咨询师等专业人士和社会力量加入团队。南通市 C 县现阶段则由乡村医生承担家庭医生职责，鼓励符合条件的公立医院医师和中级以上职称退休临床医生加入家庭医生团队。

服务阵地建设上，盐城市 B 区要求新建基层医疗机构应当按标准设置健康管理中心、慢性病全程健康管理中心（门诊）等。常州市 A 区和南通市 C 县则以乡村卫生室为主要服务平台，乡镇卫生院及其健康管理团队为签约服务提供医技支撑，县级医疗卫生机构及公共卫生机构是签约服务的专家后援团。

服务包类型设置上，三县（区）都提供包括基本公共卫生服务在内的免费基础服务包，并根据各地实际情况和基层卫生服务能力水平的不同，推出针对高血压患者、65 岁以上老年人、孕产妇等重点人群及不同病程的定制服务包。

服务包内容上，三县（区）免费基本服务包都按《国家基本公共卫生服务规范（第三版）》为签约患者提供基本公共卫生服务、常见病及多发病的诊治和健康管理服务等内容。盐城市 B 区及时响应新冠疫情防控要求，于 2020 年在基础服务包中新增新型冠状病毒感染防护指导服务。三县（区）个性化服务包内容不尽相同，但对血压测量、随访服务进行了详细的次数规定，要求每年至少测量 2 次血压和 4 次随访，并都包含预约转诊、健康指导、出诊服务、尿常规、胸片、心电图和检眼镜等服务内容。鉴于本研究的研究对象为农村地区老年高血压签约患者，将各地家庭医生签约服务中涉及老年人、高血压患者的具体服务内容与收费标准进行整理（表 2-1）。

签约服务费用方面，各地都明确表示要合理确定签约服务费，并发挥家庭医生控费作用。各地对服务包项目费用进行较大力度的减免，并对不同服务包标准价格、签约价格及个人自付价格做出了详细说明。以南通市 C 县为例，高血压患者初级包项目实际费用为 223 元，签约后减免 23 元，剩余 200 元由医保报销 60 元，基本公共卫生经费列支 40 元，实际个人仅需支付 100 元，补助比例超过 50%，中级包和高级包补助比例均超过 60%。

因涉及不同地区不同服务包、收费标准不同，样本地区患者签约服务包类型都为基础服务包，且考虑服务量化可行性、老年签约患者对服务内容理解程度和准确性，选取三县（区）家庭医生签约服务包中都涉及的、免费或自费小于 100 元的基础服务内容作为本文主要研究内容，具体包括家庭医生提供的医疗服务（包括用药服务、门诊服务、住院服务）、家庭医生提供的基本公共卫生服务（包括随访服务、转诊服务、血压测量服务、健康管理服务、健康教育与健康咨询）（表 6-1）。

表 6-1　各地针对高血压患者制定的家庭医生签约服务包内容梳理

地区	基础服务（所有签约居民）	自费	个性服务（高血压患者）	自费
常州 A 区	1. 建立个人电子健康档案 2. 提供健康咨询服务及健康生活方式指导 3. 评估健康状况，制定个性化健康方案 4. 1 次免费健康管理服务（包括一般体检等 8 项检查）	免费	1. 测量 4 次血压 2. 提供至少 4 次面对面随访 3. 提供健康干预指导 4. 进行 1 次常规体格检查	免费（基本公共卫生服务包）
			1. 每年 12 次测量血压 2. 提供至少 4 次面对面随访 3. 提供健康干预指导 4. 进行 1 次常规体格检查 5. 血脂检测 6. 心电图检查 7. 全胸部 X 线检查 8. 辨证施膳指导 9. 提供个性化健康方案（提供健康咨询、建议和指导） 10. 转诊服务[帮助联系市（区）级专家门诊，帮助需上转的患者预约上级医院]	50 元（高血压患者基本医疗服务包）

续表

地区	基础服务（所有签约居民）	自费	个性服务（高血压患者）	自费
盐城 B 县	按照《国家基本公共卫生服务规范（第三版）》提供服务 新型冠状病毒感染防护指导服务	免费	1. 基本公共卫生：《高血压患者健康管理服务规范（第三版）》 2. 每年提供中医药健康管理 3. 检眼镜检查 4. 血糖和尿常规检查各 1 次 5. 连续 2 年签约对象在村卫生室免费检查心电图 1 次 6. 家庭指定成员在签约机构门诊就诊，免收个人负担的一般诊疗费	50 元（健康管理综合服务包）
			1. 基本公共卫生：《高血压患者健康管理服务规范（第三版）》 2. 每年提供颈部血管超声 1 次 3. 眼底照相 1 次 4. 胸部 X 线检查 1 次	70 元（个性化服务包）
南通 C 县	1. 签约年度内，免费为签约家庭开展基本公共卫生服务 2. 开展基本医疗服务	免费	1. 基础服务包所涉及的服务项目（按国家规范执行） 2. 开展健康咨询服务 3. 对签约居民及家庭成员累计免收 12 次一般诊疗费（个人自费部分） 4. 提供免费出诊服务 4 次 5. 家庭医生每季度"面对面"服务 1 次 6. 协助联系签约医院住院、手术等 7. 优先参加有关送医下乡、义诊、健康讲座活动 8. 接受签约乡镇卫生院主治及以上医师"面对面"健康指导 1 次 9. 签约乡镇卫生院门诊免挂号费、门诊诊查费 3 次 10. 在签约乡镇卫生院免费享受 1 次血常规、尿常规检查 11. 提供村卫生室门诊免费测血压服务（随时） 12. 在签约乡镇卫生院免费享受血脂、胸部 X 线检查（不含片子）、心电图检查 1 次	100 元（初级包）

续表

地区	基础服务（所有签约居民）	自费	个性服务（高血压患者）	自费
南通 C 县	1. 签约年度内，免费为签约家庭开展基本公共卫生服务 2. 开展基本医疗服务	免费	1. 基础服务包所涉及的服务项目（按国家规范执行） 2. 开展健康咨询服务 3. 对签约居民及家庭成员累计免收 12 次一般诊疗费（个人自费部分） 4. 提供免费出诊服务 8 次 5. 家庭医生每季度"面对面"服务 1 次 6. 协助联系签约医院住院、手术等 7. 优先参加有关送医下乡、义诊、健康讲座活动 8. 接受签约乡镇卫生院主治及以上医师"面对面"健康指导 2 次 9. 签约乡镇卫生院门诊免挂号费、门诊诊疗费 6 次 10. 在签约乡镇卫生院免费享受血常规、尿常规检查 1 次 11. 提供村卫生室门诊免费测血压服务（随时） 12. 在签约乡镇卫生院免费享受血脂、胸部 X 线检查（不含片子）、心电图检查 1 次 13. 免费在签约乡镇卫生院享受 1 次肝功能、肾功能和普通头颅 CT 检查	150 元（中级包）
			1. 基础服务包所涉及的服务项目（按国家规范执行） 2. 开展健康咨询服务 3. 对签约居民及家庭成员累计免收 12 次一般诊疗费（个人自费部分） 4. 提供免费出诊服务 8 次 5. 家庭医生每季度"面对面"服务 1 次 6. 协助联系签约医院办理住院、手术等 7. 优先参加有关送医下乡、义诊、健康讲座活动 8. 接受签约乡镇卫生院主治及以上医师"面对面"健康指导 2 次 9. 签约乡镇卫生院门诊免挂号费、门诊诊查费 6 次	250 元（高级包）

续表

地区	基础服务（所有签约居民）	自费	个性服务（高血压患者）	自费
南通 C 县	1. 签约年度内，免费为签约家庭开展基本公共卫生服务 2. 开展基本医疗服务	免费	10. 在签约乡镇卫生院免费享受血常规、尿常规检查 1 次 11. 提供村卫生室门诊免费测血压服务（随时） 12. 在签约乡镇卫生院免费享受 1 次血脂、胸部 X 线检查（不含片子）、心电图检查 13. 联系县级医院办理门诊、住院；康复出院患者由家庭医生上门访视 2 次（半年内） 14. 以家庭为单位，提供县级医院不多于 4 次的预约免费挂号服务及联系住院服务 15. 家庭中 1 名 35 岁以上其他成员（非签约对象）享受签约镇卫生院全面健康体检 1 次（体检项目参照我县退休人员体检项目）	

（三）签约患者的基本情况

2020 年共收回问卷 1139 份，剔除填写不完整和服务质量评价量表所有题项评分相同的问卷，剩余 1126 份有效问卷，有效回收率达 98.8%。其中南通 C 县最多，为 393 份（34.9%），其次为常州 A 区 388 份（34.5%），盐城 B 县 345 份（30.6%）。所有问卷中，男性（47.4%）平均年龄为（72.49±6.324）岁，女性（52.6%）平均年龄为（71.38±6.289）岁。婚姻状况多为已婚（83.1%）。文化程度方面，占比最多的为小学学历（40.6%），初中及以上文化程度占比 37.5%。将本次调查签约患者的家庭人均年收入从低到高进行排序，取 25% 和 75% 两个位点将调查对象分成 3 组，其中低收入组，即家庭人均年收入＜4095 元的有 281 例（25.0%），中收入（4095～19152 元）组 564 例（50.0%），高收入（＞19152 元）组 281 例（25.0%）。725 例患者有 1 种慢性病，323 例患者同时有 2 种慢性病，78 例患者同时有 3 种及以上慢性病（表 6-2）。

表 6-2　农村老年高血压签约患者基本信息

基本情况		人数（人）	占比（%）
地区	常州 A 区	388	34.5
	盐城 B 县	345	30.6
	南通 C 县	393	34.9

续表

基本情况		人数（人）	占比（%）
性别	男	534	47.4
	女	592	52.6
年龄（岁）	60～65	201	17.9
	66～70	288	25.6
	71～75	318	28.2
	≥76	319	28.3
婚姻状况	已婚	936	83.1
	其他	190	16.9
文化程度	文盲	246	21.9
	小学	457	40.6
	初中	336	29.8
	高中及以上	87	7.7
家庭人均年收入（元）	<4095	281	25.0
	4095～19152	564	50.0
	>19152	281	25.0
慢性病数量（种）	1	725	64.4
	2	323	28.7
	≥3	78	6.9

（四）签约患者对高血压的认知

1. 高血压严重性的认知情况 参考老年高血压保护动机量表，以严重性维度的 4 道题来综合评定患者对高血压严重性的认知情况，将 4 道题得分加总取平均值，判定得分<3 分为"低"，=3 分为"一般"，>3 分为"高"。从总体来看，2020 年 25.2%的签约患者对高血压严重性认同程度低。从各题项看，同意"高血压让我对生活失去信心"的签约患者人数最少，占总人数的 6%，认为"高血压不可治愈"的签约患者人数最多，占总人数的 55.7%（表 6-3）。

表 6-3　农村老年高血压签约患者对高血压严重性认知情况[n（%）]

题目	不同意	一般	同意
高血压是一种严重疾病	342（30.4）	350（31.0）	434（38.6）
高血压不可治愈	336（29.8）	164（14.5）	626（55.7）
高血压让我对生活失去了信心	887（78.8）	172（15.2）	69（6.0）
治疗高血压/糖尿病花费巨大	371（32.9）	420（37.2）	337（29.8）

2. 不同分组患者对高血压严重性认知　2020 年数据分析结果显示, 相较于女性（31.6%）, 男性（24.7%）对高血压严重性认同程度高的比例更低, 且差异有统计学意义（χ^2=6.663, P<0.05）, 高年龄组患者对高血压严重性认同程度高的比例大于低年龄组患者, 差异有统计学意义（χ^2=13.078, P<0.05）。有 2 种或 3 种及以上慢性病的患者对高血压严重性认同度高的比例比有 1 种慢性病的患者高, 差异有统计学意义（χ^2=18.129, P<0.05）。接受过家庭医生健康教育与健康咨询服务的患者对高血压严重性认同度高的比例比没有接受过的患者低, 差异有统计学意义（χ^2=18.505, P<0.05）（表 6-4）。

表 6-4　不同患者对高血压严重性认同程度比较

项目		认同程度[n（%）]			χ^2	P
		低	一般	高		
性别	男	144（27.0）	258（48.3）	132（24.7）	6.663	0.036
	女	140（23.6）	265（44.8）	187（31.6）		
年龄（岁）	60～65	66（32.8）	87（43.3）	48（23.9）	13.078	0.042
	66～70	75（26.0）	139（48.3）	74（25.7）		
	71～75	75（23.6）	153（48.1）	90（28.3）		
	≥76	68（25.2）	144（46.4）	107（28.4）		
文化程度	文盲	69（28.0）	116（47.2）	62（24.8）	4.094	0.664
	小学	118（25.8）	207（45.3）	132（28.9）		
	初中	75（22.3）	158（47.0）	103（30.7）		
	高中及以上	22（25.3）	42（48.3）	23（26.4）		
慢性病数量（种）	1	208（28.7）	335（46.2）	182（25.1）	18.129	0.001
	2	64（19.8）	148（45.8）	111（34.4）		
	≥3	12（15.4）	40（51.3）	26（33.3）		
有无接受健康教育与健康咨询	无	22（13.3）	80（48.2）	64（38.6）	18.505	<0.001
	有	262（27.3）	443（46.2）	254（26.5）		

（五）签约患者家庭功能

2020 年签约患者总体 APGAR 问卷得分为（9.05±1.826）分, 根据量表评定标准, 1034 名（91.8%）患者报告家庭功能良好, 92 名（8.2%）患者报告家庭功能存在中度/重度障碍。不同性别、年龄段、家庭人均年收入的患者家庭功能的差异没有统计学意义（P>0.05）。但已婚患者家庭功能良好的比例比其他婚姻状况的患者高, 分别为 93.8% 和 82.1%, 且差异有统计学意义（χ^2=33.203, P<0.05）。慢性病数量不同的患者家庭功能差异有统计学意义（χ^2=15.791, P<0.05）, 其中仅有 1 种慢性病的患者家庭功能良好的比例最高, 为 92.7%（表 6-5）。

表 6-5 不同患者家庭功能对比

项目		家庭功能[n（%）]			χ^2	P
		良好	中度障碍	严重障碍		
性别	男	488（91.4）	34（6.3）	12（2.2）	0.482	0.786
	女	546（92.2）	32（5.4）	14（2.4）		
年龄（岁）	60～65	184（91.5）	11（5.5）	6（3.0）	11.036	0.087
	66～70	264（91.7）	14（4.9）	10（3.5）		
	71～75	299（94.0）	13（4.1）	6（1.9）		
	≥76	287（90.0）	28（8.8）	4（1.3）		
婚姻状况	已婚	878（93.8）	45（4.8）	13（1.4）	33.203	＜0.001
	其他	156（82.1）	21（11.1）	13（6.8）		
家庭人均年收入（元）	＜4095	254（90.4）	16（5.7）	11（3.9）	7.642	0.106
	4095～19152	495（91.1）	39（6.9）	11（2.0）		
	＞19152	266（94.7）	11（3.9）	4（1.4）		
慢性病数量（种）	1	672（92.7）	43（5.9）	10（1.4）	15.791	0.003
	2	297（92.0）	16（5.0）	10（3.1）		
	≥3	65（83.3）	7（9.0）	6（7.7）		

（六）签约患者卫生服务利用现状及费用

1. 药品服务利用情况

（1）签约患者用药需求满足情况：2020 年，80.2%的签约患者表示自身因高血压所需的全部药品都可以在家庭医生处获得，80.4%的签约患者表示家庭医生可以满足一次开具 1～2 个月药物的需求。总体上看，家庭医生药品供应尚能满足大多数签约患者需求，但仍需进一步增加基层药品供应种类和数量，并推行慢性病长处方管理服务。

（2）签约患者药品服务总体利用情况：本研究调查了老年高血压签约患者的购药行为，具体包括最常购药地点、用药方案来源及是否有自购药品行为等。从总体情况看，2019 年与 2020 年患者最常购药地点均是家庭医生处，在此处购药人数分别占 86.5%和 85.3%，用药方案大多数来自家庭医生，分别占 93.0%和 87.4%，2019 年近 40%的患者有自购药品行为，96.1%的患者按医嘱服药，2020 年有 33.7%的患者有自购药品行为，98.0%的患者按医嘱服药。

将 2019 年与 2020 年患者购药地点、用药方案来源、是否有自购药品行为和是否按医嘱服药等数据进行对比分析。数据显示，与 2019 年相比，2020 年老年高血压签约患者最常在家庭医生处购药的比例降低了 1.2%，但差异没有统计学意义（χ^2=4.346，P＞0.05）。2020 年用药方案来源为家庭医生的患者比例比 2019

年降低了 5.6%，差异有统计学意义（χ^2=28.645，P＜0.05）；有自购药品行为的患者比例比 2019 年降低了 5.9%，差异有统计学意义（χ^2=8.432，P＜0.05）；患者按医嘱服药的比例较 2019 年提高了 1.9%，差异有统计学意义（χ^2=7.854，P＜0.05）。这提示签约家庭医生后，患者的基层药品服务利用率有所提高，按医嘱服药患者比例增加且自购药品行为减少（表6-6）。

表 6-6　农村老年高血压签约患者用药服务利用情况

项目		用药服务利用情况[n（%）]		χ^2	P
		2019 年	2020 年		
最常购药地点	家庭医生	1035*（86.5）	960（85.3）	4.346	0.114
	县级及以上医院	32*（2.7）	48（4.3）		
	其他	125*（10.5）	118（10.5）		
用药方案来源	家庭医生	1112（93.0）	984（87.4）	28.645	＜0.001
	县级及以上医院	67（5.6）	98（8.7）		
	其他	17（1.4）	44（3.9）		
是否自购药品	有	472（39.5）	380（33.7）	8.432	0.004
	无	724（60.5）	746（66.3）		
是否按医嘱服药	是	1149（96.1）	1104（98.0）	7.854	0.005
	否	47（3.9）	22（2.0）		

*根据有效数据计算。

（3）不同签约患者选择购药地点比较：对 2020 年不同组别患者的购药地点采用卡方检验进行对比研究。结果显示，男性和女性最常购药地点均是家庭医生处，占比分别达 84.6%和 85.8%。文化水平为文盲的患者在家庭医生处购药比例达 89.4%，略高于小学及以上文化程度患者。家庭人均年收入＜4095 元的患者在家庭医生处购药比例高于其他患者，差异有统计学意义（χ^2=14.279，P＜0.05）。慢性病数量不同的患者购药地点差异无统计学意义（P＞0.05）。与"所需药品不能全部在家庭医生处获得"的患者相比，"所需药品全部能在家庭医生处获得"的患者最常在家庭医生处购药的比例提高了 44.5%，差异有统计学意义（χ^2=281.778，P＜0.05）。与"家庭医生不能满足一次开具 1～2 个月药物需求"的患者相比，"家庭医生可以满足一次开具 1～2 个月药物需求"的患者最常在家庭医生处购药的比例高了 29.7%，差异有统计学意义（χ^2=125.289，P＜0.05）；对家庭医生提供用药服务感知高的患者在家庭医生处购药比例高于感知低和一般的患者，差异有统计学意义（χ^2=32.665，P＜0.05）。这提示基层药品供应数量和家庭医生提供用药服务质量会影响患者购药地点的选择（表6-7）。

表 6-7　不同农村老年高血压签约患者购药地点对比

分组		购药地点[n（%）]			χ^2	P
		家庭医生处	县级及以上医院	其他		
性别	男	452（84.6）	28（5.2）	54（10.1）	2.466	0.291
	女	508（85.8）	20（3.4）	64（10.8）		
文化程度	文盲	220（89.4）	9（3.7）	17（6.9）	8.955	0.176
	小学	394（86.2）	19（4.2）	44（9.6）		
	初中	274（81.5）	17（5.1）	45（13.4）		
	高中及以上	72（82.8）	3（3.4）	12（13.8）		
家庭人均年收入（元）	＜4095	236（84.0）	11（3.9）	34（12.1）	14.279	0.006
	4095～19152	499（88.5）	24（4.3）	41（7.3）		
	＞19152	225（80.1）	13（4.6）	43（15.3）		
慢性病数量（种）	1	628（86.6）	23（3.2）	74（10.2）	7.303	0.121
	2	270（83.6）	20（3.2）	74（10.2）		
	≥3	270（83.6）	20（6.2）	33（10.2）		
所需药品是否全部能在家庭医生处获得	能	850（94.0）	13（1.4）	41（4.5）	281.778	＜0.001
	否	110（49.5）	35（15.8）	77（34.7）		
家庭医生是否能满足一次开具1～2个月药物需求	能	825（91.1）	21（2.3）	60（6.6）	125.289	＜0.001
	否	135（61.4）	27（12.3）	58（26.4）		
家庭医生用药服务感知评价	低	12（57.1）	1（4.8）	8（38.1）	32.665	＜0.001
	一般	84（74.3）	11（9.7）	18（15.9）		
	高	864（87.1）	36（3.6）	92（9.3）		

2. 门诊服务利用情况

（1）签约患者门诊服务总体利用情况：本研究调查了农村老年高血压患者对门诊服务的利用情况，具体包括过去一年内是否就诊、就诊机构的分布情况、是否存在应就诊而未就诊情况、未就诊原因及其他门诊服务需求等。总体上看，2019年农村老年高血压签约患者门诊利用率为82.9%，90.1%的患者首选在家庭医生处就诊，人均就诊次数达（13.69±11.048）次。2020年患者门诊就诊率为88.7%，患者首选家庭医生处就诊的比例为90.5%，与2019年基本持平，人均就诊次数达（15.14±13.725）次。

将2年就诊率及首选家庭医生比例进行对比分析，显示与2019年相比，2020年农村老年高血压签约患者门诊就诊率提高了 5.8%，且差异有统计学意义（χ^2=15.319，P＜0.05），首选家庭医生就诊率提高了0.4%，人均就诊次数提高了1.45 次。该结果提示农村老年高血压签约患者以前对门诊利用不足，现阶段利用意识与行为均有所增强（表6-8）。

表 6-8　农村老年高血压签约患者门诊服务利用情况

项目		门诊服务利用情况[n（%）]		χ^2	P
		2019 年	2020 年		
一年内是否门诊就诊	是	992（82.9）	998（88.6）	15.319	<0.001
	否	204（17.1）	128（11.3）		
是否首选家庭医生就诊	是	1078*（90.1）	1019（90.5）	0.970	0.325
	否	98*（9.9）	107（9.5）		

*根据有效数据分析。

（2）签约患者门诊就诊地点分布：为分析家庭医生签约服务对签约患者门诊就诊机构选择的影响作用，对 2020 年 998 位有过门诊就诊经历患者的就诊机构分布情况进行进一步分析。根据患者报告不同级别医疗机构就诊次数，将门诊就诊机构分布划分为"仅基层医疗机构"、"仅县级及以上医疗机构"和"都有"。结果显示，"仅基层医疗机构"就诊的患者人数最多（83.4%），选择"仅县级及以上医疗机构"就诊的患者人数最少（6.1%）。该结果提示，大部分签约患者都合理、充分地利用了基层医疗卫生资源（表 6-9）。

表 6-9　农村老年高血压签约患者就诊地点分布

门诊就诊地点分布	人数（人）	占比（%）
仅基层医疗机构	832	83.4
仅县级及以上医疗机构	61	6.1
都有	105	10.5

（3）签约患者应就诊而未就诊率及原因：2020 年数据显示，调查对象中仅有 77 人（6.8%）有应就诊而未就诊的经历。66.2%的患者因为"自觉病情轻"而未就诊，因"医疗费用高"和"有其他购药途径"未就诊的患者占比分别为 15.6%和 10.4%。因"医疗服务质量差"和"就诊流程烦琐"未就诊的患者占比均为 2.6%（表 6-10）。

表 6-10　农村老年高血压签约患者应就诊而未就诊原因

项目	人数（人）	占比（%）
自觉无有效措施	6	7.8
医疗费用高	12	15.6
自觉病情轻	51	66.2
交通不便	5	6.5
医疗服务质量差	2	2.6
有其他购药途径	8	10.4
就诊流程烦琐	2	2.6
其他	3	3.9

注：此题项为多选题。

（4）签约患者其他门诊服务需求情况：除去门诊就诊的医疗需求外，本研究还调查了 2020 年家庭医生能否满足农村老年高血压签约患者提出的其他门诊需求。有 87.4%的签约患者表示家庭医生能满足其上门看诊的需求，66.5%的患者表示家庭医生能满足其中医药健康管理服务的需求。

（5）不同签约患者门诊就诊机构分布比较：2020 年数据结果显示，不同性别、文化程度、家庭人均年收入的患者门诊就诊机构分布的差异没有统计学意义（$P>0.05$）。相比于高年龄段，低年龄段"仅基层医疗机构"就诊比例更高，其中 66～70 岁患者"仅基层医疗机构"就诊的比例最高（88.2%），差异有统计学意义（χ^2=13.434，$P<0.05$）。与有多种慢性病的患者相比，有 1 种慢性病的患者"仅基层医疗机构"就诊的比例最高（90.3%），且差异有统计学意义（χ^2=54.415，$P<0.05$）。对"看病享受费用减免承诺兑现程度"评价不同的患者就诊机构分布差异有统计学意义（χ^2=17.103，$P<0.05$），其中认为"看病享受费用减免承诺兑现程度"高的患者"仅基层医疗机构"就诊比例最高（86.1%），"所需药品全部可在家庭医生处获得"的患者"仅基层医疗机构"就诊比例高于无法在家庭医生处获得全部药品的患者，差异有统计学意义（χ^2=59.172，$P<0.05$）。"家庭医生可以满足一次开具 1～2 个月药物需求"的患者"仅基层医疗机构"就诊比例高于"家庭医生不能满足一次开具1～2月药品需求"的患者，差异有统计学意义（χ^2=28.556，$P<0.05$）（表6-11）。

表6-11 不同老年高血压签约患者门诊就诊机构分布比较

分组		就诊机构[n（%）]			χ^2	P
		仅基层医疗机构	仅县级及以上医疗机构	都有		
性别	男	449（84.1）	30（5.6）	55（10.3）	1.274	0.529
	女	511（86.3）	31（5.2）	50（8.4）		
年龄（岁）	60～65	174（86.6）	5（2.5）	22（10.9）	13.434	0.037
	66～70	254（88.2）	8（2.8）	26（9.0）		
	71～75	265（83.3）	27（7.5）	29（9.1）		
	≥76	267（83.7）	24（7.5）	28（8.8）		
文化程度	文盲	220（89.4）	5（2.0）	21（8.5）	8.251	0.220
	小学	383（83.8）	31（6.8）	43（9.4）		
	初中	283（84.2）	21（6.3）	32（9.5）		
	高中及以上	74（85.1）	4（4.6）	9（10.3）		
家庭人均年收入（元）	<4095	235（83.6）	22（7.8）	24（8.5）	6.057	0.195
	4095～19152	490（86.9）	23（4.1）	51（9.0）		
	>19152	235（83.6）	16（5.7）	30（10.7）		

续表

分组		就诊机构[n（%）]			χ^2	P
		仅基层医疗机构	仅县级及以上医疗机构	都有		
慢性病数量（种）	1	655（90.3）	26（3.6）	44（6.1）	54.415	<0.001
	2	253（78.3）	29（9.0）	41（12.7）		
	≥3	52（66.7）	6（7.7）	20（25.6）		
看病享受费用减免承诺兑现程度评价	差	15（75.0）	2（10.0）	3（15.0）	17.103	<0.001
	一般	101（80.2）	16（12.7）	9（7.1）		
	好	844（86.1）	43（4.4）	93（9.5）		
所需药品是否可全部在家庭医生处获得	是	807（89.3）	34（3.8）	63（7.0）	59.172	<0.001
	否	153（68.9）	27（12.2）	42（18.9）		
家庭医生是否可一次开具1～2月药品	是	797（88.0）	43（4.7）	66（7.3）	28.556	<0.001
	否	163（74.1）	18（8.2）	39（17.7）		

3. 住院服务利用情况

（1）签约患者住院服务总体利用情况：2019年1196名调查对象中有108名（9.0%）签约患者过去一年中曾因高血压住院，人均住院（1.55±1.562）次，次均住院天数为（13.01±43.689）天，8人有应住院而未住院的情况。2020年1126名调查对象中仅有7.8%的签约患者过去一年中有住院经历，0.4%的签约患者有应住院而未住院经历，较2019年分别下降了1.2%和0.3%；人均住院次数为（1.38±0.888）次，次均住院天数为（9.84±6.328）天，较2019年分别下降了11.0%和24.4%（表6-12）。

表6-12　农村老年高血压签约患者住院服务利用情况

利用情况	2019 年	2020 年
住院人数[n（%）]	108（9.0）	88（7.8）
是否应住院而未住院[n（%）]	80（0.7）	5（0.4）
人均住院次数（$\bar{x}\pm s$）	1.55±1.562	1.38±0.888
次均住院天数（$\bar{x}\pm s$）	13.01±43.689	9.84±6.328

（2）签约患者住院机构分布：以患者自填过去一年在各级医疗机构住院次数为基础，将住院机构分布划分为"仅基层医疗机构"、"仅县级及以上医疗机构"和"都有"。数据显示，2019年，108位住院患者仅在基层住院的比例最低（4.6%），在基层医疗机构和县级及以上医疗机构都有住院的比例最高（66.7%）。2020年，88位住院患者中在基层医疗机构和县级及以上医疗机构都有住院的比例最低（2.3%），仅在县级及以上医疗机构住院的患者比例最高（69.3%）。将两年住院机构分布情况进行对比，发现仅在基层医疗机构住院的患者比例提升了23.8%，在

不同层级医疗机构住院分布的差异有统计学意义（$\chi^2=89.103$，$P<0.05$）（表6-13）。

表6-13 农村老年高血压签约患者住院机构分布

分布	住院机构[n（%）]		χ^2	P
	2019年	2020年		
仅基层医疗机构	5（4.6）	25（28.4）	89.103	<0.001
仅县级及以上医疗机构	31（28.7）	61（69.3）		
都有	72（66.7）	2（2.3）		

（3）签约患者选择就诊住院机构的原因：对2020年88位住院患者过去一年选择住院次数最多的医疗机构的原因进行分析，其中以"诊疗技术高"这一原因为主（59.1%），其次为"家庭医生推荐"（31.8%），"住院环境好"（27.3%）和"距离近"（26.1%）并列第三，"病友或其他人推荐"排名最后（9.1%）（表6-14）。

表6-14 农村老年高血压签约患者选择就诊住院机构的原因

原因	人数（人）	占比（%）
家庭医生推荐	28	31.8
病友或其他人推荐	8	9.1
诊疗技术高	52	59.1
住院环境好	24	27.3
距离近	23	26.1
有床位，入院快	13	14.8
其他	10	11.4

注：此题项为多选题。

（4）签约患者转诊服务利用情况：2020年有过住院经历的88名签约患者中，仅有26人（29.5%）通过家庭医生预约转诊到上级医疗机构住院，其中只有10人（11.4%）享受到绿色转诊通道服务；超过1/2的患者报告出院后享受到了家庭医生提供的随访服务（61.4%）（表6-15）。

表6-15 农村老年高血压签约患者转诊服务利用情况

项目		人数（人）	占比（%）
是否通过家庭医生预约转诊	是	26	29.5
	否	62	70.5
通过家庭医生转诊是否享受绿色转诊通道	是	10	11.4
	否	78	88.6
出院后家庭医生是否随访	是	54	61.4
	否	34	38.6

4. 基本公共卫生服务利用情况

（1）签约患者对各项服务的利用情况：2020 年几乎所有调查对象都利用过家庭医生提供的血压等检测服务（97.1%），其次为提供健康管理服务（91.6%），再次为健康教育与健康咨询服务（85.3%）及随访服务（76.3%）。仅有约 1/6 的调查对象利用过转诊服务，仅约 1/4 的调查对象利用过优先预约服务。根据三县（区）家庭医生签约基础服务包文件，以一年至少提供 4 次随访服务、2 次血压测量，并进行 1 次健康体检（此项服务包含在健康管理题项中）为标准。本研究将调查对象报告的面对面随访服务、血压等检测服务及健康管理服务利用次数进行分类，利用次数低于政策要求的归为不达标，反之归为达标，达标率=达标人数/总人数。结果显示，达标率最高的是健康管理服务（100.0%），其次为血压、血糖等检测服务（95.5%），达标率最低的是面对面随访服务（67.9%）（表 6-16）。

表 6-16　农村老年高血压签约患者基本公共卫生服务利用情况

项目	利用人数（人）	占比（%）	达标人数（人）	达标率（%）	平均利用次数（次）
优先预约服务	276	24.5	——	——	1.60±4.152
帮助转诊	180[*]	16.0	——	——	0.37±1.769
提供健康管理服务	1031	91.6	1031	100.0	3.13±4.378
面对面随访	859	76.3	583	67.9	7.20±8.908
血压、血糖等检测服务[*]	1093	97.1	1045	95.5	11.66±9.755
健康教育与健康咨询	960	85.3	——	——	4.09±4.986

*根据有效数据分析。

（2）签约患者对各项服务承诺兑现情况的评价：对报告知晓各项家庭医生服务的调查对象进一步询问对该项服务承诺兑现程度的评价。认为家庭医生提供血压、血糖等检测服务兑现程度高的签约患者最多（96.4%）；其次为看病享受费用减免或医保报销优惠（91.3%）；超过 80%的调查对象认为面对面随访服务和健康教育与健康咨询服务承诺兑现程度高，认为帮助转诊服务承诺兑现程度高的调查对象最少（73.6%）（表 6-17）。

表 6-17　农村老年高血压签约患者基本公共卫生服务知晓及评价情况[n（%），人]

项目	知晓人数	承诺兑现程度		
		低	一般	高
看病享受费用减免或医保报销优惠	1072（95.2）	13（1.2）	80（7.5）	979（91.3）
优先预约服务	825（73.3）	50（6.1）	130（15.8）	654（78.1）
帮助转诊	830（73.7）	53（6.4）	158（19.0）	611（73.6）
提供健康管理服务	1083（96.2）	22（2.0）	81（7.5）	978（90.3）

续表

项目	知晓人数	承诺兑现程度		
		低	一般	高
面对面随访	1005（89.3）	9（0.9）	94（9.4）	900（89.6）
血压、血糖等检测服务	1107（98.3）	7（0.6）	33（3.0）	1067（96.4）
健康教育与健康咨询	1015（90.1）	17（1.7）	109（10.7）	887（87.4）

5. 医疗费用总体情况

（1）签约患者两年医疗费用情况：2020 年次均门诊费用为（339.26±1323.53）元，较 2019 年下降了 8 元（2.5%）。次均住院费用（8378.97±6720.586）元，较 2019 下降了 498 元（5.6%），Mann-Whitney U 检验结果显示差异有统计学意义（$U=2965.500,P<0.05$）。2020 年人均自购药品费相较 2019 年有较大减幅（45.2%），Mann-Whitney U 检验结果显示差异均有统计学意义（$U=74311.500$，$P<0.055$）（表 6-18）。

表 6-18　农村老年高血压签约患者医疗费用情况

项目	医疗费用[$\bar{x}\pm s$，元]		U	P
	2019 年	2020 年		
次均门诊费用	347.94±1146.482	339.26±1323.53	486212.500	0.401
次均住院费用	8876.25±29431.915	8378.97±6720.586	2965.500	<0.001
自购药品费	2321.27±14758.986	1271.96±1881.514	74311.500	0.001

（2）不同签约患者医疗费用比较：2020 年调查对象中报告过去一年有过住院经历的患者人数较少（88 例），故剔除该部分人群因高血压产生的住院费用，仅对调查对象因门诊、购药等其他行为产生的医疗卫生费用进行分析。1126 例调查对象过去一年产生总医疗费用均值为（2875.99±4833.422）元。有不同慢性病数量的患者医疗费用差异有统计学意义（$H=24.329$，$P<0.05$），其中有 3 种及以上慢性病的高血压患者的总费用最高。从购药地点看，在家庭医生处购药的患者总费用最低，比在其他地方购药的患者低 54.8%，Kruskal-Wallis H 检验结果显示差异有统计学意义（$H=29.237$，$P<0.05$）；从就诊机构看，"仅基层医疗机构"就诊的患者总费用比"仅县级及以上医疗机构"就诊的患者低 65.3%，Kruskal-Wallis H 检验结果显示差异有统计学意义（$H=50.910$，$P<0.05$）。有自我购药行为的患者总费用比没有自我购药行为的患者高 118%，Mann-Whitney U 检验结果显示差异有统计学意义（$U=4661.500$，$P<0.05$）（表 6-19）。

表 6-19　不同农村老年高血压签约患者医疗费用比较

分组		总费用（$\bar{x} \pm s$，元）	H/U	P
年龄（岁）	60～65	2723.59±4780.009	2.284	0.516
	66～70	2486.87±3535.771		
	71～75	2828.78±4878.089		
	≥76	3375.26±5742.026		
慢性病数量（种）	1	2238.43±3566.813	24.329	＜0.001
	2	3740.26±5969.090		
	≥3	5454.06±7996.135		
购药地点	家庭医生处	2416.21±3894.809	29.237	＜0.001
	县级及以上医疗机构	5439.00±7484.847		
	其他	5563.26±8904.538		
是否自购药品	是	4438.38±7010.152	4661.500	0.003
	否	2038.99±2766.111		
门诊就诊机构	仅基层医疗机构	2104.27±3394.306	50.910	＜0.001
	仅县级及以上医疗机构	6059.43±5727.943		
	都有	7935.19±9322.005		

（3）不同签约患者疾病负担感知对比：2020 年共有 244 人（21.7%）表示因高血压产生的经济损失对家庭经济状况产生了较大/非常大的负担，有 435 人（38.6%）表示负担一般，447 人（39.7%）表示负担较小/没有负担。从性别看，男性表示负担较小的人数比例比女性低，差异有统计学意义（χ^2=12.834，$P<0.05$）。从家庭收入上看，家庭人均年收入＞19152 元的患者认为高血压产生较大/非常大负担的比例（13.9%）远低于家庭收入＜4095 元的患者（31.7%），差异有统计学意义（χ^2=36.877，$P<0.05$）。有 1 种慢性病的患者认为高血压产生经济负担较大/非常大的比例（16.3%）最低，有不同慢性病数量的患者负担感知差异有统计学意义（χ^2=48.247，$P<0.05$）。从基层卫生服务利用情况看，最常在家庭医生处购药的患者认为因高血压产生的经济负担较大/非常大的比例最低（20.7%），不同最常购药地点的患者负担感知差异有统计学意义（χ^2=18.358，$P<0.05$）。仅在基层医疗机构就诊的患者认为因高血压产生较大/非常大经济负担的比例最低（17.5%），远低于其他两类患者，差异有统计学意义（χ^2=67.660，$P<0.05$）（表 6-20）。

表 6-20　不同农村老年高血压签约患者疾病负担感知对比

分组		因高血压产生的经济负担[n（%）]			χ^2	P
		较大/非常大	一般	较小/非常小		
性别	男	93（17.4）	207（38.8）	234（43.8）	12.834	0.002
	女	151（25.5）	228（38.5）	213（36.0）		
年龄（岁）	60～65	31（15.4）	80（39.8）	90（44.8）	9.752	0.135
	66～70	56（19.4）	112（38.9）	120（41.7）		
	71～75	80（25.2）	119（37.4）	119（37.4）		
	≥76	77（24.1）	124（38.9）	118（37.0）		
家庭人均年收入（元）	<4095	89（31.7）	101（35.9）	91（32.4）	36.877	<0.001
	4095～19152	116（20.6）	234（41.6）	213（37.8）		
	>19152	39（13.9）	99（35.2）	143（50.9）		
慢性病数量（种）	1	118（16.3）	288（39.7）	319（44.0）	48.247	<0.001
	2	91（28.2）	126（39.0）	106（32.8）		
	≥3	35（21.8）	219（38.5）	22（28.2）		
购药地点	家庭医生处/基层医疗机构	199（20.7）	387（40.3）	374（39.0）	18.358	0.001
	县级及以上医疗机构	19（39.6）	16（33.3）	13（27.1）		
	其他	26（22.0）	32（27.1）	60（50.8）		
门诊就诊地点分布	家庭医生处/基层医疗机构	168（17.5）	390（40.6）	402（41.9）	67.660	<0.001
	县级及以上医疗机构	30（49.2）	17（27.9）	14（23.0）		
	都有就诊	46（43.8）	28（26.7）	31（29.5）		

（七）签约患者健康结果

1. 血压水平及控制率　从总体上看，2020 年农村老年高血压签约患者的收缩压、舒张压平均值均较 2019 年有所降低，分别为（130.26±25.47）mmHg和（82.16±17.94）mmHg。Mann-Whitney U 秩和检验分析结果显示，患者 2019年和 2020 年收缩压的差异有统计学意义（P<0.05），舒张压差异没有统计学意义（P>0.05）。根据《中国高血压防治指南》（2018 年修订版），将收缩压<140mmHg 和舒张压<90mmHg 判定为血压值得到控制的标准，2019 年三县区有 455 名老年高血压患者血压值得到控制（41.1%），2020 年有 473 名患者血压得到控制（51.0%），经 Mann-Whitney U 秩和检验 2 年血压控制率，差异有统计学意义（χ^2=333.285，P<0.05）（表 6-21）。

表 6-21　农村老年高血压签约患者血压及变化情况

项目	2019 年	2020 年
控制率（％）	41.1	51.0
收缩压（mmHg）	135.80±17.86	130.26±25.47
舒张压（mmHg）	82.43±10.91	82.16±17.94

2. 血压控制影响因素分析　以 2020 年患者血压是否得到控制作为因变量（赋值 0=未得到控制，1=得到控制），以性别（以男性为参照）、年龄（以 60～65 岁为参照）、慢性病数量（以 1 种为参照）、高血压严重性认知（以低为参照）、是否吸烟（以是为参照）、是否饮酒（以是为参照）和家庭医生服务总体质量感知（以低为参照）作为自变量纳入回归方程，霍斯默-莱梅肖（Hosmer-Lemeshow）检测值 $P>0.05$，模型拟合优度良好。

结果显示，年龄、对高血压严重性认同程度和对家庭医生服务感知是患者血压是否得到控制的影响因素。与 60～65 岁的患者相比，66～70 岁的患者血压更易得到控制（OR=1.568；95%CI：1.080～2.277）；与对高血压严重性认同度低的患者相比，认同度一般或高的患者血压更易得到控制（OR$_{一般}$=1.914；95%CI：1.362～2.688；OR$_{高}$=1.773；95%CI：1.323～2.374）；与对家庭医生服务总体质量感知低的患者相比，感知高的患者血压更易得到控制（OR=1.695；95%CI：1.276～2.252）（表 6-22）。

表 6-22　农村老年高血压签约患者血压是否得到控制的二元 Logistic 回归

变量	b	SE	Wald χ^2	P	OR	95%CI 下限	95%CI 上限
性别（以男性为参照）	0.185	0.147	1.583	0.208	1.203	0.902	1.605
年龄（岁，以 60～65 岁为参照）							
66～70	0.450	0.190	5.597	0.018	1.568	1.080	2.277
71～75	0.206	0.169	1.482	0.224	1.229	0.882	1.712
≥76	−0.010	0.164	0.004	0.953	0.990	0.718	1.367
慢性病数量（以 1 种为参照）							
2 种	0.071	0.247	0.083	0.773	1.074	0.662	1.742
3 种	0.142	0.260	0.299	0.584	1.153	0.693	1.919
高血压严重性认知（以低为参照）							
一般	0.649	0.173	14.003	<0.001	1.914	1.362	2.688
高	0.572	0.149	14.730	<0.001	1.773	1.323	2.374
是否吸烟	−0.178	0.176	1.027	0.311	0.837	0.592	1.181
是否饮酒	0.292	0.160	3.338	0.068	1.339	0.979	1.832

续表

变量	b	SE	Wald χ^2	P	OR	95%CI 下限	上限
家庭医生服务总体质量感知（以低为参照）							
	0.528	0.145	13.283	<0.001	1.695	1.276	2.252
常量	−1.422	0.455	9.784	0.002	0.241		

3. 签约患者生命质量

（1）签约患者两年生命质量情况及对比：采用欧洲五维五水平健康量表（EQ-5D）及欧洲生活质量视觉模拟量表（EQ-VAS）调查农村老年高血压患者的健康相关生命质量。总体来看，2019 年和 2020 年 EQ-5D 效用值最小值和最大值相同，分别为-0.391 和 1。2019 年患者 EQ-5D 效用值平均值为（0.830±0.313）分，EQ-VAS 平均值为（76.520±13.121）分，未检测到阴性的 EQ-VAS 值；2020 年 EQ-5D 效用值平均值为（0.930±0.124），EQ-VAS 平均值为（79.910±12.567）分，均高于 2019 年，且差异有统计学意义（U=513104.000，P<0.05；U=567328.500，P<0.05）（表 6-23）。

表 6-23　农村老年高血压签约患者生命质量总体情况

项目	2019 年	2020 年	U	P
EQ-VAS	76.520±13.121	79.910±12.567	567328.500	<0.001
EQ-5D 效用值	0.830±0.313	0.930±0.124	513104.000	<0.001

（2）签约患者各维度有问题分布情况及比较：各维度中将患者报告"没有困难"的视为"没有问题"，剩余四个水平合并为"有问题"。2019 年患者"疼痛/不舒服"（61.2%）的比例远高于其他四个维度，其次为"焦虑/沮丧"（25.8%）和"行动能力"（25.5%）。2020 年问题最突出的维度仍是"疼痛/不舒服"，但较 2019 年有所下降（43.4%），其次为"行动能力"（14.0%），"自我照顾"比例最低（3.0%），值得注意的是，2020 年所有维度有问题比例较 2019 年均有显著降低，且差异均有统计学意义（χ^2=47.794，P<0.05；χ^2=39.626，P<0.05；χ^2=46.381，P<0.05；χ^2=73.501，P<0.05；χ^2=96.518，P<0.05）（表 6-24）。

表 6-24　农村老年高血压签约患者各维度有问题分布情况[n（%）]及比较

维度	2019 年 没问题	有问题	2020 年 没问题	有问题	χ^2	P
行动能力	891（74.5）	305（25.5）	968（86.0）	158（14.0）	47.794	<0.001
自我照顾	1084（90.6）	112（9.4）	1092（97.0）	34（3.0）	39.626	<0.001

续表

维度	2019 年		2020 年		χ^2	P
	没问题	有问题	没问题	有问题		
日常活动	977（81.7）	219（18.3）	1029（91.4）	97（8.6）	46.381	<0.001
疼痛/不舒服	464（38.8）	732（61.2）	637（56.6）	489（43.4）	73.501	<0.001
焦虑/沮丧	888（74.2）	308（25.8）	1013（90.0）	113（10.0）	96.518	<0.001

（3）患者健康效用值变化情况：相比 2019 年，2020 年 214 名（22.8%）患者健康效用值降低，262 名（27.9%）患者健康效用值维持不变，464 名（49.4%）患者健康效用值有所提高，不同性别患者在健康效用值变化上的差异没有统计学意义（$P>0.05$），不同年龄段的健康效用值变化情况的差异有统计学意义（$\chi^2=14.551$，$P<0.05$），其中 76 岁及以上的患者健康效用值降低的比例最高（30.2%）；从所患慢性病数来看，有 1 种慢性病的患者健康效用值降低的比例最低，比其他两组患者分别低 13.3% 和 23.3%，且差异有统计学意义（$\chi^2=31.270$，$P<0.05$）；家庭功能有中度障碍的患者健康效用值降低的比例最高（40.4%），且家庭功能不同的患者健康效用值变化差异有统计学意义（$\chi^2=14.205$，$P<0.05$）；从健康行为角度来看，喝酒的调查对象健康效用值降低的比例高于不喝酒的群体，差异有统计学意义（$\chi^2=6.109$，$P<0.05$）；从卫生服务利用情况来看，是否利用过门诊服务和面对面随访服务的患者健康效用值变化情况差异均有统计学意义（$\chi^2=8.921$，$P<0.05$；$\chi^2=4.959$，$P<0.05$）（表 6-25）。

表 6-25　不同患者健康效用值变化情况

分组		健康效用值变化情况[n（%）]		χ^2	P
		降低	不变/提高		
性别	男	92（20.2）	364（79.8）	3.380	0.066
	女	122（25.2）	362（74.8）		
年龄（岁）	60～65	30（19.6）	123（80.4）	14.551	0.002
	66～70	41（16.7）	205（83.3）		
	71～75	62（22.7）	211（77.3）		
	≥76	81（30.2）	187（69.8）		
慢性病数量（种）	1	104（17.3）	497（82.7）	31.270	<0.001
	2	84（30.6）	191（69.5）		
	≥3	26（40.6）	38（59.4）		
家庭功能	良好	182（21.2）	677（78.8）	14.205	0.001
	中度障碍	23（40.4）	34（59.7）		
	严重障碍	9（37.5）	15（62.5）		

分组		健康效用值变化情况[n（%）]		χ^2	P
		降低	不变/提高		
是否吸烟	否	33（18.2）	148（81.8）	2.621	0.105
	是	181（23.9）	578（76.2）		
是否喝酒	否	49（17.6）	230（82.4）	6.109	0.013
	是	165（25.0）	496（75.0）		
是否利用过门诊服务	是	178（21.3）	657（78.7）	8.921	0.003
	否	36（34.3）	69（65.7）		
是否利用过面对面随访服务	是	160（21.2）	593（78.8）	4.959	0.026
	否	54（28.9）	133（71.1）		

三、家庭医生签约服务质量追踪评价

（一）维度质量评价

感知得分方面，2020 年各维度感知得分较 2019 年均有所提升，其中可及性和横向连续性维度提升幅度较小，且差异无统计学意义（$P>0.05$）。其余 4 个维度中，纵向连续性维度得分提升幅度最大（14.6%），综合性服务维度提升了 1.6%，技术性维度提升了 1.8%，经济性维度提升了 2.8%，这三个维度 2019 年与 2020 年得分差异均有统计学意义（$P<0.05$）。

期望得分方面，2020 年纵向连续性维度期望值得分较 2019 年提升了 5.1%，且差异有统计学意义（$P<0.05$）。其余 5 个维度期望值得分低于 2019 年，但除横向连续性维度外差异都没有统计学意义（$P>0.05$）。

感知-期望差距得分方面，2020 年感知-期望差距得分均小于 2019 年，差异均有统计学意义（$P<0.05$）。其中横向连续性维度感知-期望差距得分缩小幅度最大，为 35.4%；其次为纵向连续性维度，差距得分缩小幅度达 35.0%；综合性服务和经济性维度差距得分缩小幅度均超过 30%，可及性和技术性维度差距得分缩小幅度均超过 20%（表 6-26）。

表 6-26　2019 年与 2020 年各维度得分对比

项目（$\bar{x}\pm s$）	年份	可及性	横向连续性	纵向连续性	综合性服务	技术性	经济性
感知	2019年	4.507±0.548	4.583±0.513	3.476±0.813	4.465±0.592	4.306±0.584	4.213±0.716
	2020年	4.526±0.572	4.606±0.507	3.982±0.821	4.538±0.441	4.387±0.483	4.333±0.529
	Z	−1.719	−0.928	−15.849	−2.984	−4.654	−4.838
	P	0.086	0.354	<0.001	0.003	<0.001	<0.001

续表

项目 ($\bar{x} \pm s$)	年份	可及性	横向连续性	纵向连续性	综合性服务	技术性	经济性
期望	2019 年	4.861±0.287	4.867±0.299	4.293±0.872	4.814±0.344	4.820±0.358	4.832±0.359
	2020 年	4.800±0.556	4.790±0.436	4.510±0.821	4.770±0.441	4.756±0.483	4.745±0.529
	Z	−0.130	−2.238	−8.096	−0.208	−1.544	−1.746
	P	0.896	0.025	<0.001	0.835	0.123	0.081
感知- 期望	2019 年	−0.354±0.512	−0.285±0.474	−0.812±0.910	−0.350±0.516	−0.515±0.562	−0.619±0.686
	2020 年	−0.275±0.556	−0.184±0.506	−0.528±0.814	−0.232±0.529	−0.369±0.588	−0.412±0.702
	Z	−4.140	−4.502	−8.303	−5.068	−7.573	−7.132
	P	<0.001	<0.001	<0.001	<0.001	<0.001	<0.001

（二）题项质量评价

采用 IPA 分析法对 2020 年数据进行进一步分析，以 2020 年感知得分为横轴，以期望得分为纵轴。

第 I 象限为重要程度相对较高且实际表现也相对较好的区域。可及性维度下的 4 个题项、横向连续性维度下的 4 个题项、综合性服务维度下除 18 题以外的题项及经济性维度下除 19 题以外的其他题项落于这个区域，表明对于这些服务居民的期望和感知水平都较高，这些家庭医生签约服务项目的质量需要继续保持。

第 II 象限为重要程度较高，但实际表现较低的区域。本次调查题项中无落于该象限的题项。

第 III 象限为重要程度和实际表现均较低的区域。纵向连续性维度下的 5 个题项均落于该区域，表明调查对象对家庭医生提供的转诊相关服务既没有很好的体验，也没有很高的期待。

第 IV 象限为重要程度较高，但实际表现程度较低的区域。第 18、19 题及经济性维度下的全部题项落在该区域，提示在下一步家庭医生签约服务质量改进工作中，这些题项顺序可相对延后（图 6-2）。

（三）总体服务质量评价

采用乘积标度法对 2019 年和 2020 年各维度进行权重赋值。2019 年期望得分从高到低依次是横向连续性、可及性、经济性、综合性服务、技术性和纵向连续性，各自权重依次为 0.295、0.218、0.161、0.119、0.119 和 0.088。根据式（12）得 TQ=−0.435，根据式（13）得 TQ$_P$=89.1%。

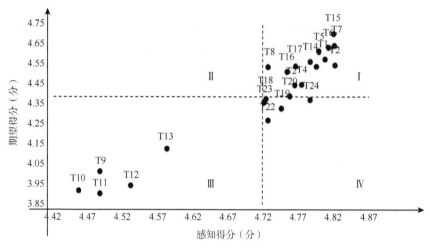

图 6-2　各题项感知-期望象限分布

2020 年期望得分从高到低依次是可及性（4.800）、横向连续性（4.790）、综合性服务（4.770）、技术性（4.756）、经济性（4.745）和纵向连续性（4.510），各维度权重依次为 0.312、0.230、0.170、0.126、0.093 和 0.069，根据公式（12）得 TQ=-0.289，根据式（13）得 TQ_P=92.8%。这表示当前家庭医生签约服务质量能够达到居民期望的 92.8%，较 2019 年测得的 89.1%提高了 3.7%，提示 2020 年家庭医生签约服务总体质量较 2019 年有所提高（表 6-27）。

表 6-27　各维度权重赋值表

维度	2019 年			2020 年		
	期望排序	赋权比例	权重	期望排序	赋权比例	权重
可及性	2	$1*1.354^3$	0.218	1	$1*1.354^5$	0.312
横向连续性	1	$1*1.354^4$	0.295	2	$1*1.354^4$	0.230
纵向连续性	5	1	0.088	6	1	0.069
综合性服务	4	$1*1.354$	0.119	3	$1*1.354^3$	0.170
技术性	4	$1*1.354$	0.119	4	$1*1.354^2$	0.126
经济性	3	$1*1.354^2$	0.161	5	$1*1.354$	0.093

（四）续签意愿

1. 不同签约患者愿意续签率比较　2020 年共有 1051 位患者 93.3%表示愿意续签；男性愿意续签率高于女性，差异有统计学意义（χ^2=10.336，$P<0.05$）；家庭功能良好的患者愿意续签率明显高于家庭功能存在中度障碍或重度障碍的患者差异有统计学意义（χ^2=10.508，$P<0.05$）；对高血压严重性认同程度一般/高的

患者愿意续签率高于认同程度低的患者,差异有统计学意义(χ^2=15.941, $P<0.05$);不同年龄、文化程度、家庭总收入、慢性病数量、高血压是否得到控制、家庭医生服务总体质量感知的患者愿意续签率差异无统计学意义($P>0.05$)(表6-28)。

表6-28　不同农村老年高血压签约患者愿意续签率比较

分组		人数（人）	占比（%）	χ^2	P
性别	男	485	90.8	10.336	0.001
	女	566	95.6		
年龄（岁）	60～65	191	95.0	1.339	0.720
	66～70	268	93.1		
	71～75	297	93.4		
	≥76	295	92.5		
家庭功能	良好	972	94.0	10.508	0.005
	中度障碍	58	87.9		
	重度障碍	21	80.8		
文化程度	文盲	233	94.7	3.516	0.319
	小学	428	93.7		
	初中	307	91.4		
	高中及以上	83	95.4		
家庭人均年收入（元）	<4095	266	94.7	1.850	0.397
	4095～19152	527	93.4		
	>19152	258	91.8		
慢性病数量（种）	1	681	93.9	1.388	0.500
	2	299	92.6		
	≥3	71	91.0		
高血压是否得到控制	是	535	93.2	0.000	0.994
	否	493	93.2		
对高血压严重性认知	低	254	89.4	15.941	<0.001
	一般	503	96.4		
	高	293	91.8		
家庭医生服务总体质量感知	低	24	51	2.249	0.134
	高	255	796		

2. 签约患者是否愿意续签的影响因素　将 2020 年患者报告是否愿意续签作为因变量（赋值 0=不愿意，1=愿意），综合考虑单因素分析结果及实际意义，最后纳入性别、年龄、文化程度、高血压严重性认知、家庭功能和对家庭医生服务

总体质量感知作为自变量，均以第一类别作为参照。霍斯默-莱梅肖检测值 $P >$ 0.05，模型拟合优度良好。

　　结果显示，性别、对高血压严重性认同程度、家庭功能和家庭医生服务总感知均是患者是否愿意续签的影响因素。女性与男性相比更愿意续签（OR=2.113；95%CI：1.224～3.587）；对高血压严重性认同度高的患者更愿意续签（OR=2.402；95%CI：1.288～4.477）；家庭功能有中度障碍的患者更愿意续签（OR=3.361；95%CI：1.152～9.804）；患者对家庭医生服务感知越高越愿意续签（OR=1.883；95%CI：1.132～3.134）（表 6-29）。

表 6-29　农村老年高血压签约患者愿意续签的二元 Logistics 回归分析

变量	b	SE	Wald χ^2	P	OR	95%CI	
						下限	上限
性别（以男性为参照）	0.748	0.270	7.670	0.006	2.113	1.244	3.587
年龄（岁，以 60～65 岁为参照）							
66～70	0.483	0.410	1.386	0.239	1.621	0.725	3.622
71～75	0.049	0.328	0.023	0.880	1.051	0.553	1.997
≥76	0.165	0.324	0.260	0.610	1.180	0.625	2.226
文化程度（以文盲为参照）							
小学	−0.272	0.616	0.195	0.659	0.762	0.228	2.547
初中	−0.168	0.567	0.088	0.767	0.845	0.278	2.567
高中	−0.572	0.562	1.036	0.309	0.564	0.187	1.699
高血压严重性认知（以低为参照）							
一般	−0.392	0.294	1.782	0.182	0.675	0.380	1.202
高	0.876	0.318	7.605	0.006	2.402	1.288	4.477
家庭功能（以良好为参照）							
中度障碍	1.212	0.546	4.925	0.026	3.361	1.152	9.804
严重障碍	0.497	0.655	0.575	0.448	1.644	0.455	5.934
家庭医生服务总体质量感知（以低为参照）	0.633	0.260	5.933	0.015	1.883	1.132	3.134
常量	−2.293	1.376	2.779	0.095	0.101		

四、讨论与建议

（一）讨论

　　本章借鉴安德森卫生服务利用模型的要素和框架，结合自身研究内容构建了理论指导框架，充分梳理国家和地方家庭医生签约服务政策文件后，在理论框架指导下，分析了家庭医生签约服务政策背景下江苏省农村地区老年高血压患者卫生服务利用情况，以政策既定目标为导向，将签约患者健康水平（健康相关生命质量和高血压水平）、服务利用情况（基本医疗和基本公共卫生服务利用情况）、医疗费用（药费、门诊费及住院费）、服务质量评价及续签意愿作为结局变量，通过两年重点指标数据对比分析，评定家庭医生签约服务是否达到预期效果。一方面，本研究肯定了当前江苏省农村地区家庭医生签约服务制度推行的成效，注重签约患者感受，在引导患者充分利用基层医疗卫生资源上发挥了实质性作用，提高了患者健康水平。另一方面，深入挖掘江苏省农村地区家庭医生签约服务现行存在的问题和待改进之处，部分服务仍未能完全落实，要想为居民提供高标准、高质量的医疗服务，真正发挥分级诊疗重要抓手和居民健康"守门人"的目标还须多方持续共同发力。具体表现如下。

1. 政策实施成效　从家庭医生签约服务利用情况来看，用药服务方面，2020年有 4/5 的签约患者报告所有所需药品和开具长处方需求能被家庭医生满足。2020 年签约患者用药方案来自家庭医生的比例较 2019 年略微下降，最常在家庭医生处购药比例维持不变，遵医嘱服药的比例比 2019 年有较大提升，有自我购药行为的签约患者比例下降。门诊服务利用方面，2020 年签约患者的门诊就诊率较 2019 年有较大提高，且仅在基层医疗机构就诊的患者达 83.4%，调查对象首选家庭医生就诊的比例也继续维持在 90% 以上水平，远高于史华伟学等学者的调查结果，与国务院办公厅提出的"县域内就诊率提高到 90% 左右"的目标差距逐步缩小。住院服务利用方面，2020 年调查对象住院率、人均住院次数、人均住院天数、应住院而未住院比例均较 2019 年有所下降，仅在基层医疗机构住院的患者比例较 2019 年明显提升，这一结果也侧面反映居民健康状况有所提升，大多数住院患者无须转诊到上级医疗机构治疗，不排除 2020 年由于新型冠状病毒感染疫情，多数患者选择就近就医、住院；基本公共卫生服务方面，调查对象对签约家庭医生可以享受"看病享受费用减免或医保报销"、"提供健康管理服务"、"面对面随访"、"血压、血糖等检测服务"和"健康教育与健康咨询服务"的知晓率较高，对这些服务内容承诺的兑现程度评价也较高。按签约文件享受过家庭医生提供的血压、血糖等检测服务的患者达 97.1%，享受一年一次健康管理服务的患者达 91.6%，说明各地区家庭医生签约服务在这两项服务上都落实较好，与其他学者研究结果类似。享受到每季度 1 次随访的患者比例虽不及前述两项服务，但也达到了 76.3%，高于其他学者研究结果。接受过健康教育与咨询的患者对高血压严重性的认同程度更高，提示家庭医生对患者进行健康教育与指导能够帮助患者提高对高血压严重性的认知情况。这可能是家庭医生作为基层医疗卫生机构服务供给的核心，通过健康教育等宣教工作让更多农村老年高血压患者重视该疾病，为其遵医嘱服药、有效控制疾病发展奠定良好的认知基础。本研究结果也验证了这一点，绝大多数调查患者在家庭医生指导下用药，具有良好的用药依从性。从各项服务利用情况看，深入推进家庭医生签约服务的举措经过一年的实践和发展，使农村地区患者逐渐建立对家庭医生的信任，加深签约患者对家庭医生服务内容项目的认知程度，愿意并逐渐习惯在基层首诊，逐步形成正确的就医格局。

从服务利用效果来说，2020 年调查对象的高血压水平总体较 2019 年有所降低，高血压控制率显著提高，在"行动能力"、"自我照顾"、"日常活动"、"疼痛/不舒服"和"焦虑/沮丧"维度有问题的比例较 2019 年明显降低，总体健康效用值较 2019 年有所提高，不排除有年龄增长的原因，仅有不到 23% 的签约对象健康效用值下降。

从控费作用来说，2020 年调查对象门诊、住院、购药费用均较 2019 年有所降低，剔除住院费用后，不同购药地点、就诊机构、自购药品行为的患者费用不同，在基层就诊、购药的患者费用更低。近 4/5 的签约患者认为因高血压产生的经济负担不大，在基层购药和门诊就诊的患者认为经济负担重的比例更低。不同地区对所有签约居民提供的基础服务包都是免费的，对于老年人和高血压患者提供的有偿服务包，3 个样本县（区）也都进行了一定的价格补贴，以盐城市大丰区为例，对高血压患者提供的个性化服务 A 包（86 元），政府补贴 36 元，个人仅需支付 50 元即可享受中级职称以上医师健康评估、中医药健康管理、眼底照相等服务，如果是连续签约两年以上的患者，家庭指定成员在家庭医生处免收个人负担的一般诊疗费。该服务包内容对签约患者进行了健康干预，将疾病发生风险关口前移，尽可能化解大病经济风险，从而降低患者医疗费用支出。这提示家庭医生签约服务本着利民、惠民的初衷，一定程度上起到了控费、降费的作用，减轻了签约患者的疾病负担，作为医药费用守门人的职能初步显露。

从服务质量和续签意愿来说，基于患者感知服务质量差距量表，2020 年家庭医生签约服务质量能够达到居民期望的 92.8%，高于 2019 年的 89.1%，且签约患者对家庭医生签约服务各题项的感知较 2019 年有明显提升，各维度的感知服务质量差距均有减少，75.2% 的患者对签约服务满意度高，结果优于其他学者调查结果。调查过程中了解到，3 个样本县（区）的家庭医生多由当地老村医担任，这些老村医与村民平时联系密切，对管辖区域村民的健康情况和家庭情况都很了解，很多调查对象在回答问卷内容时多次重复村医技术好、态度友善、认真负责、对他们非常关心。这说明各地着力强化家庭医生签约服务质量，从强调签约率和表面功夫向重视签约居民感受转变，并取得初步成效。90% 以上患者表示愿意续签，续签率很高，提示家庭医生签约服务得到了绝大多数农村慢性病患者的认可。因此，江苏省农村地区家庭医生制度的推行在优化签约居民就诊流向、维护居民生命健康、控费降费都发挥了积极作用，与政策预期发展走向一致。

2. 签约患者利用家庭医生签约服务的影响因素　　正确了解居民利用家庭医

生签约服务的影响因素是后期改善家庭医生服务质量，提高居民利用率的前提条件。从理论分析模型中选取自变量并做回归分析后发现，性别、文化水平、家庭人均年收入对签约对象最常购药地点的选择没有影响，但"能在家庭医生处购得全部所需药品"、"家庭医生能一次开具1~2月药品"及"家庭医生用药服务质量高感知"是签约患者选择在家庭医生处购药的保护因素。当地签约患者大多数都很信赖村医的专业水平，习惯在家庭医生处定期开具高血压所需药品，此种惯性行为受文化水平影响不大。患者购买的药品大多都是家庭医生根据其病情开具的、需长期服用的常规药物，定价合理，且在家庭医生处门诊开药有费用减免政策，所以多数患者不会因为付不起药费而放弃购药，故他们的购药地点不太会受价格和家庭收入高低的牵制，只有家庭医生能否满足他们的实际购药需求这一点会对其购药地点产生影响。

年龄、文化水平和家庭人均年收入对患者选择门诊就诊机构没有影响，但性别、所患慢性病数量、"享受费用减免或医保报销承诺兑现程度"、"所需药品是否能全部在家庭医生处获得"及"对家庭医生服务总体质量感知"会影响患者门诊就诊机构的选择。这可能是因为本研究调查对象均为当地60岁以上的老人，该群体文化程度不高，没有较为稳定和高额的收入，相对家庭条件宽裕的患者受经济条件限制较多，故更易选择报销比例高的基层就诊。女性较男性更易选择在基层就诊，可能是因为农村地区女性承担家庭任务更多，更易选择离家近的基层医疗机构就诊。常年患慢性基础性疾病的老人对去上级医疗机构就诊没有过多追求和执念，一方面可能是因为患者普遍采用最便捷的交通工具，短时间内即可到达家庭医生处，就诊非常方便，另一方面很多患者"久病成医"，认为"自己这点毛病无非就是吃那几种药，在村卫生室就能开到药，没必要去大医院"，因此只有当家庭医生不能提供患者所需医疗服务时，才会影响患者就诊地点的选择。

签约患者血压是否得到控制的影响因素包括年龄、"对高血压严重性的认同程度"和"对家庭医生服务总体质量感知"。这可能是因为如果患者认为高血压是严重疾病，则更易及时就诊，听取专业医务人员的治疗方案，定期检测血压情况，服药依从性更高，在生活中也会更注重饮食、运动和情绪控制等方面，采取健康的生活行为，有助于控制血压。而家庭医生提供高质量的治疗和用药方案，定期提供血压监测服务，并根据患者自身情况进行健康教育与咨询，能够明显帮助患者更好地控制血压。

影响患者续签意愿的因素主要是性别、"对高血压严重性的认同程度"、"家庭功能"和"对家庭医生服务总体质量感知"，年龄、文化程度等因素影响作用不明显。初步分析可能是由于患者越了解高血压对身体、生活造成的影响和可能带来的并发症，越会重视对自身血压的管理和控制，通过家庭医生，患者可以定期体检和监测血压，及时了解自身病情变化并获得针对性指导。而家庭功能存在中度障碍的患者由于缺乏家庭成员的照顾，产生健康问题时需要向家庭医生寻求帮助。对家庭医生签约服务总体感知越高，越愿意续签，此结果提示应持续提升家庭医生服务质量，增加家庭医生签约服务对居民的吸引力。

综上，性别、年龄、文化水平等需方客观因素对家庭医生服务利用的影响作用有限，而供方能否提供高质量、满足患者个性化需求的医疗服务对患者是否选择基层医疗机构和生命质量的维持起重要作用，故应着重提升家庭医生签约服务质量。

3. 政策实施中面临的挑战 虽然根据本次研究结果认为，目前江苏省农村地区家庭医生签约服务在优化就诊结构、维护居民健康水平、发挥控费作用和提高居民获得感方面均起到了正向作用，但样本地区居民基层就诊率仍有提高空间，且部分家庭医生服务存在服务缺失、质量不高等现象，具体表现为以下几方面。

（1）部分服务落实不到位，未能充分发挥分级诊疗作用。据调查对象报告，在调查的 7 项服务的知晓率中，优先预约服务和转诊服务的知晓率远低于其他 5 项服务；只有近 25% 的患者利用过家庭医生预约服务，16% 的患者利用过家庭医生转诊服务，低于葛高琪等的研究结果，这两项服务的评价和利用次数也低于其他学者调查结果；过去一年有过住院经历的患者中，通过家庭医生转诊到上级机构的不到 30%，享受过绿色转诊通道服务的仅为 11.4%，且出院后家庭医生随访率不高（61.4%），与刘珊珊等的研究结果一致。可见，签约居民尚未形成利用家庭医生预约就诊服务以节省就诊时间的习惯，也未能充分享受到家庭医生转诊服务。有家庭医生在调研过程中表示"现在很多患者家庭条件比较好，他如果想去三级医院就诊，直接就在家属陪同下去了，不用我们帮助联系"，也有医务人员表示部分转诊患者仅为完成年终转诊数据考核，而非真正在日常工作中落实转诊服务。这些结果都充分说明当前各地区推行该政策时可能更注重慢性病管理等方面，没有重视转诊服务对于推动分级诊疗的重要性，患者对家庭医生预约、转诊服务的需求不高。此外，面对面转诊服务的达标率也仅为 64%，相较血压、血糖等监测服务和健康教育服务达标率偏低。这可能是因为家庭医生人数少，工作量却很大，居民到村卫生室或乡镇卫生院就诊时，家庭医生会顺便提供测量血压、血糖和健康教育服务，但面对面随访服务则需要家庭医生专门划分工作时间上门进行，耗时较大，工作任务重，因此达标率低。

（2）基层药品不全，需进一步推进长处方服务。仍有 1/5 的签约患者表示因高血压所需的药品无法全部在家庭医生处获得，家庭医生无法满足其一次开具 1~2 月药品的需求，2020 年最常在家庭医生处购药的患者比例较 2019 年有所降低。该现象提示目前家庭医生基本药物配备尚不充足，药品种类有限，还不能完全满足签约患者的健康需求，这一结论与现有研究结果相似。药物治疗是老年慢性病患者控制和治疗疾病的主要方式，患者在基层享受到的用药服务数量和质量将会对其健康水平和生命质量产生直接影响。回归分析结果表示，家庭医生是否能提供患者所需药品和长处方服务会直接影响患者购药地点、门诊就诊机构的选择，故如何通过家庭医生签约服务保证基层用药顺畅，提高药物合理使用率，降低患者疾病经济负担，从药品保障阶段转向全方位药学服务阶段就显得尤为重要。

（3）家庭医生签约服务质量未到达居民期望，重点领域需加强。通过居民感知服务质量差距量表，发现尽管 2020 年患者对家庭医生签约服务各维度感知都较上一年有所提升，但从题项得分上看，2020 年家庭医生签约服务质量均未能达到签约居民期望水平（$P<0.05$），与国内其他学者研究结果一致。签约患者在可及性、横向连续性、纵向连续性、综合性服务、技术性和经济性 6 个维度中，对纵向连续性维度服务的感知、期望评分都最低，感知-期望差距绝对值也是 6 个维度中最大的，该维度主要涉及转诊服务，对于纵向连续性维度的服务患者感知较低，可能是因为家庭医生并未能帮助患者及时联系上级医院进行转诊，未能满足患者需求，且根据住院患者反馈的结果，可以看出家庭医生对转诊到上级医院的患者未能提供充分的随访服务。该维度居民期望评分同样最低，一方面可能是由于当地居民本身对该项服务知晓率就不高，不知道家庭医生可以提供这项服务，所以期望值较低；另一方面也有不少村民在调查过程中表示"不需要""不用村医帮转，自己找医院和医生才好"，这一定程度上反映家庭医生提供转诊的上级医疗机构和医生对患者吸引力不强，未能起到规范和引导患者就诊行为和就诊流向的作用。而技术性维度和经济性维度题项多为高期望、低感知，表明患者认为现阶段家庭医生专业能力仍有提高空间，医疗费用对于多数没有稳定、较高收入来源的农村患者来说仍是较大的负担，希望能在家庭医生处享受到高质量、专业且费用合理的医疗服务，后续改善家庭医生签约服务时需要注意弥补这两个维度的服务质量与患者期望之间的差距。因此，应继续提升家庭医生签约服务质量，尤其是影响服务质量提升的重点领域，即服务的纵向连续性、经济性、技术性方面。

（二）建议

1. 健全双向转诊制度，优化就诊流程　本研究结果显示，江苏省农村地区老年高血压患者在基层卫生机构就诊居多，但同时有多种慢性病的患者更倾向选择县级及以上医疗机构。这说明虽然基层是慢性病长期治疗和管理的场所，但病情较复杂的患者仍对优质医疗服务有较大需求，不流畅的转诊制度可能会造成患者诊疗的延误，对其健康产生直接影响。家庭医生转诊服务为签约居民提供流畅、快捷的获得上级医疗机构综合性服务的途径，可以让基础病、慢性病患者放心在基层就诊，有利于改善患者就医格局。针对调查中转诊利用率不高的情况，一方面，建议村卫生室、乡镇卫生院和县级医院在医共体的背景下加强联动，制定明确的转诊规章制度，进一步确定统一的转诊指标和临床路径来规范转诊流程和操作。同时要逐步借助信息、网络等技术，建立实时共享患者信息的信息平台，完善区域内医共体的信息平台一体化管理。让家庭医生通过系统掌握可转诊名额、时间和对应专家，及时与上级医疗机构取得联系，保障转诊通道畅通。另一方面，可以通过合理制定医保报销政策，降低未经家庭医生转诊、自行到上级医疗机构就诊患者的报销比例，提高家庭医生对患者初诊就医机构选择的约束力。

2. 丰富基层用药品种，大力推广长处方服务　　仍有近40%的签约患者有自我购药行为，20%左右的患者表示家庭医生不能满足其用药需求，而家庭医生是否能提供全部所需药品、是否能提供一次开具1~2个月药品的服务是签约患者选择购药地点、门诊就诊地点的影响因素。因此，有关部门应重视优质慢性病用药服务对于提升居民健康水平及其对基本医疗服务满意度的重要性，针对老年慢性病患者不同程度病情的实际需求，在药品服务保障方面向家庭医生予以政策倾斜，符合药品管理规定的前提下，加强与二、三级医院的衔接，适当增加家庭医生可提供的药品数量和种类，并完善和强化长处方服务，尽可能为老年慢性病签约患者获取药物提供便利。此外，由于多数老年慢性病患者同时患有多种慢性病，存在多重用药的情况，但其往往缺乏专业知识，因此用药存在诸多风险和安全隐患，这对家庭医生提供高质量的用药服务提出了更高要求。建议建立健全家庭医生培养机制并拓宽继续教育渠道，定期开展业务培训，充分锻炼家庭医生的实操水平，提升其专业能力，在为签约患者提供用药服务时，应严格遵循适应证，针对患者实际情况制定合理的用药方案，并持续关注用药过程中患者的生理、心理反应，根据患者疾病控制情况和经济能力及时调整用药方案，从而为签约患者提供更好的用药指导和服务，提高老年慢性病患者对基层用药服务的满意度和利用率。

3. 提高家庭医生专业能力，优化服务质量　　根据研究结果，家庭医生提供高质量的服务是患者利用家庭医生服务、维持血压水平的保护因素，因此需重视供方服务质量的改善。家庭医生需要不断学习前沿知识，及时替换已经被淘汰的治疗路径，提高专业水平。针对目前承担家庭医生签约服务的大都是村医等基层医务人员的现实情况，可利用分级诊疗平台，加大医共体内龙头医院或专科医院对基层医疗机构的指导，开展远程会诊和线上病理讨论等业务，给予基层医疗机构家庭医生团队进修名额，为基层培养专业技术过硬的人才，发挥对基层医疗机构的引领示范作用。

注重家庭医生专业能力培养的同时，也要对家庭医生团队成员进行合理分工，以分担家庭医生非医疗性工作压力。签约服务量大、辖区签约居民多，特别是信息录入等琐碎工作占据家庭医生大量时间，严重影响家庭医生对医疗服务和公共卫生服务的合理精力分配，长此以往家庭医生工作积极性下降，服务质量难以保障。因此考虑聘请当地退休村医、志愿者等担任医生助理，负责文字、行政工作，合理分工，让家庭医生投入更多精力在医疗工作中，并建立科学合理的考评机制，降低文书工作在绩效考核中的比重，有助于提升居民服务获得感。

4. 强化医保经济杠杆作用，促进分级诊疗　建议继续完善与家庭医生签约服务配套的医保政策，发挥医保在促进分级诊疗中的杠杆作用，扩大签约优势。具体来说，可将医保与签约服务挂钩，如区分签约居民与未签约居民报销比例，也可阶梯式设置报销比例以降低和减少基层医疗机构门诊费用。在医疗费用的计算、支付和报销环节，做好基层医疗机构与上转医疗机构的对接，设置家庭医生转诊患者的绿色通道。对于异地就医的医保结算流程出台详细说明，并尽可能简化流程，方便百姓办理。同时医保政策向基层药物倾斜，将更多中成药纳入报销范围以保证签约居民享受到更多的签约服务优惠。

5. 加强宣传签约服务优势，提高居民知晓率　从调查结果看，样本地区签约患者对家庭医生签约服务预约就诊、帮助转诊的知晓率很低，这可能是直接造成签约患者对转诊服务利用率低、纵向连续性维度感知及期望低的根本原因。当地有关部门，如县（区）卫健局、乡镇卫生院、村委会和村医应充分重视宣传签约家庭医生的优势，以各基层卫生机构为主要宣传口，结合案例向居民讲解和宣传预约就诊等知晓率较低的项目，让居民全面了解家庭医生签约服务包内的具体服务内容，让居民在每次就诊、开药过程中，潜移默化地提高对家庭医生服务的认知，从而提高利用率。也可以利用每年"世界家庭医生日"，开展影响力大、覆盖范围广的活动，如安排上级医疗机构的家庭医生团队专家在当天下基层义诊、活动日签约的居民可以享受更大优惠力度。或通过驻点服务、带教等方式落实"优质医疗卫生资源下沉"策略，让居民切实体会到签约家庭医生可以就地享受专家提供的医疗服务，提升家庭医生服务团队形象，获得居民认可度。

6. 科学合理制定政策，充分发挥目标导向性　江苏省各市应结合实际情况，在遵从国家和省级政策文件精神基础上，结合自身经济状况、卫生资源配置情况和居民需求制定政策目标，不应盲目照搬其他地区实施方案，更不应纸上谈兵式制定指标，这样会给基层医疗机构和家庭医生团队成员带来过大压力，挫伤工作积极性和持久性。目标制定应遵循科学原则，充分考察各区（县）基层群众医疗服务需求、现阶段利用情况，充分考虑村卫生室、乡镇卫生院等医务人员的接诊能力，对工作方案和指标进行动态调整，制定与居民需求相匹配的供给方案。此外，对于开展家庭医生服务的目标不应舍本逐末，一味地追求签约率而忽略服务质量，形式化签约不仅会让基层医务人员不满，还会对居民造成负担，与惠民便民的初衷背道而驰。在设计绩效考核指标时，应考虑纳入的指标是否能反映签约服务实际效果，可通过回访居民了解实际履约率，或在开展检查前采取"不通知"的方式，当然，也要设置容缺机制，减轻基层医务人员压力。充分发挥目标指引作用，让家庭医生真正成为居民的健康守门人。

五、小　结

　　本章对农村老年高血压患者卫生服务利用情况进行研究，全面了解江苏省农村地区老年高血压患者对家庭医生服务的利用现状，从农村老年高血压患者卫生服务利用情况、家庭医生签约服务质量追踪评价两个方面评价现行服务是否达到家庭医生政策既定目标，分析江苏省农村地区家庭医生签约服务工作现存问题，并提出针对性建议，以期为完善家庭医生签约服务制度，切实提高患者基层卫生服务利用率提供依据。

第七章 农村老年慢性病人群健康行为研究

一、农村签约慢性病人群健康行为的理论分析框架构建

本章综合对比国内外典型的健康行为理论成果和应用经验，结合我国家庭医生签约服务开展现状和签约服务促进慢性病患者健康行为改进的研究成果，考虑在保护动机理论基础上构建理论分析框架。在该框架下，既可以探究慢性病签约人群提升健康认知和获得健康支持的来源，分析农村签约家庭医生的慢性病人群保护动机相关因素的认知水平和健康行为水平，又能探究家庭医生签约服务对慢性病签约人群健康行为的具体作用，进一步探究影响健康行为的主要因素。因此，以保护动机理论为基础，建立农村家庭医生签约的慢性病人群健康行为理论分析框架。

保护动机理论（protection motivation theory，PMT）主要从动机因素角度预测个体行为转变，整个模型包括信息源、认知中介和应对模式三个部分，信息源指个人因素和环境因素；认知中介是 PMT 的核心部分，由信息源启动，包括威胁评估和应对评估两部分，个体根据认知中介产生不同的应对模式，即健康行为。

认知中介的威胁评估，是个体对不健康行为的危害性的认知，包含严重性、易感性、内部奖励和外部奖励。严重性和易感性指个体对风险因子或恶性行为后果的认识，即可能对自身健康或相关利益造成威胁的认知，如患病的后果及负担；易感性是个体认为暴露于威胁的可能性，如吸烟者是否更易患肺癌。内部/外部奖励为个体自身/外界感知到的接受危险因素给人们带来的恶性舒适度和满足感。威胁评估中，严重性和易感性维度的增强有利于抑制不良行为，促进健康行为的维持，内部回报和外部回报维度的增强则会促进不良行为，降低健康行为产生的可能性。

认知中介的应对评估，是个体应对危险和避免不健康行为能力的评估，包括自我效能、反应效能、反应成本三大要素。自我效能是人们对能够实施健康行为并获得预期结果的信心，指个体对采取某种保护性行为能力的知觉，是 PMT 的核心部分，自我效能越强，健康行为产生或转变的可能性越大，如相信戒烟的作用，但个体认为自身很难戒烟，则很难采取戒烟行为。反应效能指个体对所采取的某种健康行为或者保护性行为是否起作用的认知，人们采取某种行为是因为相信自

身将从行为中获益，如不相信戒烟降低肺癌发病率，则个体戒烟可能性就小。反应成本是保护行为产生的社会或经济代价，是采取健康行为需要克服的困难，主要指个体采取健康行为或保护性行为需要付出的社会或经济代价，是采取该种行为的障碍或反作用力。如戒烟产生身体不适、同伴排斥等，反应效能和自我效能促进个体出现健康行为的因素，而反应代价是降低个体健康行为出现的可能性的因素（图 7-1）。

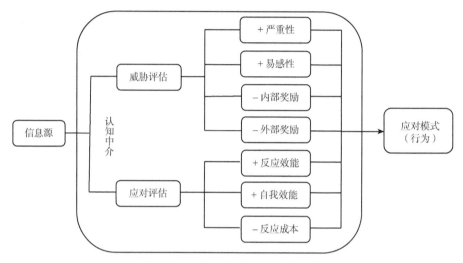

图 7-1 保护动机理论 PMT 模型结构

为了更好地研究家庭医生签约服务中健康教育、健康监测等工作对慢性病签约人群健康行为促进的贡献作用，本研究对 PMT 理论模型进行了实际应用方面的调整。

信息源分为外界因素和内界因素，外界因素主要指家庭医生对调查对象健康行为的指导工作、家庭功能和社会支持等；内界因素指个体患慢性病情况（患慢性病种类、确诊年限、是否患有多种慢性病等）和文化程度等。外界因素主要指通过周围人际圈获得健康行为的认知提升和支持情况，便于研究改进。根据有关访谈，发现农村老年慢性病人群流动概率小，多为留守状态，日常接触人群以家人、邻居和家庭医生为主，获取健康行为相关知识及指导的途径较为单一，以家庭医生健康教育与指导、家庭内相互支持与促进、社会支持（邻居支持与帮助、电视广播教育、政府宣传与指导等）为主，故本章将家庭医生的健康行为指导相关工作开展情况、家庭功能和社会支持确定为需要研究的信息源。其中，家庭医生对签约对象的健康行为指导工作具体指家庭医生在签约服务中，通过健康教育、日常宣传、随访和健康体检等工作流程，对签约对象的饮食、运动、控烟限酒和心理健康情况进行的指导建议或监督工作，具体如饮食方面为高血压签约对象提供"低盐低油，保证三餐规律，提倡摄入复合糖类和适量蛋白质"，或运动方面提供运动项目、运动次数、运动时长等建议；家庭功能指签约慢性病人群与家人相处的情况，以及获得家人健康支持和相关指导建议的可能性；社会支持指签约家庭医生的慢性病人群遇到困难时获得周围人际交往圈支持和帮助的可能性/难易程度等。

本研究结局指标为健康行为，参照国家五部委印发的《全民健康生活方式行动方案（2017—2025 年）》文件要求，结合国内现有健康行为测量指标选择，将慢性病人群健康行为分为四个维度，即合理膳食、适量运动、控烟限酒、心理健康。

根据此理论框架，将研究内容分为个体获取健康知识和学习健康行为技巧的信息源（简称信息源）、个体产生和维持健康行为的认知中介（简称认知中介）和健康行为三个递进模块，其中认知中介为个体的认知情况，是本研究的中介因素（图 7-2）。

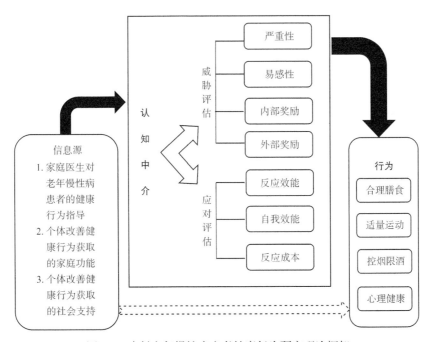

图 7-2　农村老年慢性病患者健康行为研究理论框架

二、资料来源与研究方法

（一）资料来源

1. 文献资料查阅　对国内外文献数据库和网络资料进行系统检索，系统归纳收集获得的相关资料，并对主要文献报告进行总结分析。在中国知网（CNKI）、万方等中文期刊数据库和 PubMed 等外文数据库中，以"健康""健康行为""慢性病健康行为""健康生活方式""health""health behavior""health behavior of chronic""health lifestyle"等关键词进行检索，搜集并归纳分析关于慢性病健康行为的相关资料；人工查阅国家卫生健康委员会、江苏省卫生健康委员会、江苏省政府等相关网站关于健康行为和家庭医生健康促进的政策文件，并阅读整合。基于上述收集的政策文件和材料，整理健康行为改变研究综述，并梳理国内外研究进展。

2. 面上评估资料利用 根据家庭医生签约服务工作内容及健康行为测量内容，编制资料收集清单，通过对地区卫生主管部门进行抽样，收集汇总各抽样乡镇的家庭医生签约服务制度建设实施情况，评估家庭医生制度建设的总体进展与成效。

结果主要包括基层家庭医生签约服务的实施及管理模式、人员构成及协作模式、签约服务包组成和收费、健康教育和健康指导工作细则、健康教育等公共卫生服务考核指标、健康教育及健康行为指导工作开展的具体情况等。

（二）现场调查

1. 调查工具准备

本章研究内容设计量表依照理论框架分为信息源、认知中介、行为三个模块，通过回顾国内外家庭医生签约服务健康促进工作开展、慢性病人群健康行为改进的理论和实证研究，整合现有量表，在充分考虑我国农村家庭医生签约的慢性病人群健康行为内涵与现状的基础上，拟定了本研究的初级量表条目。

（1）信息源量表编制：该量表包括家庭医生对签约对象的健康行为支持与促进、家庭功能与社会支持。家庭医生对签约对象的健康行为指导工作评价主要依据本研究前期编制的《基于签约对象感知的家庭医生签约服务质量评价量表》，该量表前期经过严格的专家评议、预调查调整、内部一致性信度检验和效度分析。经过与该量表开发者的研究探讨，本研究将家庭医生签约服务质量评价量表中的综合性服务维度应用于家庭医生对签约对象的健康行为指导工作评价测量，仅在文字表述方面进行细微调整。采用 Cronbach's α 系数估算家庭医生的健康行为支持与促进工作量表分数的一致性，结果显示 Cronbach's α 系数为 0.892（＞0.8），该量表信度良好；采用 KMO 和 Bartlett 检验进行效度分析，结果显示 KMO 取样适切性量数为 0.834（＞0.7），Bartlett 球形检验卡方值为 4177.188（$P<0.05$），因此该量表效度较好。

家庭功能采用由美国学者 Gabriel Smilkstein 设计研究的家庭功能指数（family APGAR score, APGAR），APGAR 是 "Adaptive, Partnership, Growth, Affect and Resolve" 的缩写，意指适应度、合作度、成长度、情感度和亲密度五个项目，采用三级正序评分。该问卷在国内慢性病人群研究领域有较好的适用性，多名学者对其进行内部一致性信度和效度检验，结果均良好。该量表一致性检验 Cronbach's α 系数为 0.840（>0.8），信度良好，效度检验 KMO 取样适切性量数为 0.819（>0.7），Bartlett 球形检验卡方值为 3424.883（P<0.05），效度较好。

　　社会支持测量采用社会支持指数（oslo 3-item social support，OSS-3）。OSS-3 量表仅包含 3 个项目，但是涵盖了社会支持的不同领域，通过测量受访者感到亲近的人的数量，他人对个体的兴趣和关注，以及个体获得帮助的难易程度，全面评价了社会支持。OSS-3 量表简洁、可行，内部一致性和信效度检验良好，因而在国内外广泛应用，特别是在评估患病人群心理方面。考虑到调查对象文化程度及沟通难度，本研究选择该量表测量社会支持情况。该量表一致性检验 Cronbach's α 系数为 0.828（>0.8），信度良好，效度检验 KMO 取样适切性量数为 0.712（>0.7），Bartlett 球形检验卡方值为 931.548（P<0.05），效度良好。

　　（2）认知中介量表编制：本章的认知中介为保护动机理论中的威胁评估与应对评估，共 7 个维度，包括严重性、易感性、反应效能、自我效能、内部回报、外部回报和反应成本。7 个维度体现了个体在接收信息源后内心对于疾病风险和实施行为的认知转变情况，适用于慢性病人群健康行为改变研究。具体量表参考现有保护动机量表和问卷，将钱湘云的《老年高血压保护动机问卷》与康烁的《糖尿病患者血糖监测保护动机问卷》结合，编制《家庭医生签约的慢性病患者保护动机量表》。

　　该量表依照 PMT 理论将认知中介分为 7 个维度，每个维度 4 个条目，共 28 个条目（表 7-1）。其中严重性、易感性、反应效能和自我效能为正向维度，对健康行为起促进作用，即该维度下条目得分越高，产生或维持健康行为的可能性越高；内部回报、外部回报和反应成本为负向维度，对健康行为起抑制作用，即该维度下条目得分越高，产生或维持健康行为的可能性越低。

表 7-1　认知中介量表条目

维度	序号	条目
严重性	1	高血压/糖尿病是一种严重疾病
	2	高血压/糖尿病不可治愈
	3	治疗高血压/糖尿病花费巨大
	4	患上高血压/糖尿病让我对生活失去了信心
易感性	5	我未来 3 年内高血压/糖尿病病情会加重
	6	我周围很多人都患了高血压/糖尿病，身边亲友也有患病风险
	7	我们村患高血压/糖尿病的人数增加了
	8	高血压/糖尿病很普遍

续表

维度	序号	条目
反应效能	9	合理膳食能够有效预防和治疗高血压/糖尿病
	10	适量的运动能够有效预防和治疗高血压/糖尿病
	11	积极的控烟限酒能够有效预防和治疗高血压/糖尿病
	12	保持心理健康能有效帮助预防和治疗高血压/糖尿病
自我效能	13	我能够做到每天合理膳食
	14	我能够做到每天适量运动
	15	我能够做到每天控烟限酒
	16	我能够做到保持心理健康
内部回报	17	暴饮暴食、不规律饮食让我感觉更满足
	18	减少运动或不运动使我享受每天空闲时间
	19	吸烟喝酒让我感觉更快乐
	20	随意发脾气、消极悲观使我更加放松
外部回报	21	我的家人、朋友、家庭医生认为暴饮暴食、不规律饮食让我感觉更满足
	22	我的家人、朋友、家庭医生认为减少运动或不运动使我享受每天空闲时间
	23	我的家人、朋友、家庭医生认为吸烟喝酒让我感觉更快乐
	24	我的家人、朋友、家庭医生认为随意发脾气、消极悲观使我更加放松
反应成本	25	控制饮食让我失去了享受美食的乐趣
	26	经常运动占用大量时间，而且让我很疲劳、不舒服
	27	控烟限酒让我胸闷不适、烦躁易怒
	28	保持心理健康耗费我大量精力，且消极情绪不易宣泄

　　本章采用 KMO 和 Bartlett 检验进行效度分析，结果显示 KMO 取样适切性量数为 0.889（>0.7），Bartlett 球形检验卡方值为 27840.724（$P<0.05$），表明样本数据适合进行探索性因子分析，采用主成分法提取公因子，以最大方差法进行因子旋转。成分矩阵提取了 7 个成分，与量表维度相符，各条目的公因子方差解释对应其所属维度，该量表效度较好。各条目共同度在 0.445～0.836，因子负荷值均大于 0.4，因子分析的累积方差贡献率为 70.986%。另外，采用 Cronbach's α 系数估算家庭医生的健康行为支持与促进工作量表分数的一致性，结果显示 Cronbach's α 系数为 0.875（>0.8），信度良好。同时，若删掉任何一个维度，总量表的 Cronbach's α 系数均下降，表明内部一致性良好，7 个公因子（维度）的共同度为 0.732～0.852，表明量表内部一致性信度较好（表 7-2）。

表 7-2　认知中介量表探索性因子分析

条目*	因子负荷值							共同度
	分因子1	分因子2	分因子3	分因子4	分因子5	分因子6	分因子7	
1	−0.032	−0.031	−0.035	0.000	0.132	**0.752**	−0.075	**0.592**
2	−0.110	−0.052	−0.131	−0.103	0.179	**0.530**	−0.121	**0.470**
3	0.027	0.073	−0.010	0.055	0.020	**0.791**	0.093	**0.643**
4	0.193	0.121	0.023	0.425	−0.095	**0.413**	0.252	**0.476**
5	0.084	0.100	0.021	0.360	**0.501**	0.053	0.209	**0.445**
6	0.028	−0.042	0.057	0.108	**0.794**	0.164	0.007	**0.675**
7	−0.065	−0.040	0.067	0.024	**0.899**	0.106	0.027	**0.831**
8	−0.129	−0.079	0.060	−0.016	**0.859**	0.056	0.018	**0.768**
9	−0.226	−0.219	**0.810**	−0.094	0.049	0.000	0.028	**0.768**
10	−0.267	−0.153	**0.832**	−0.020	0.034	−0.051	−0.011	**0.792**
11	−0.160	−0.160	**0.817**	−0.109	0.055	−0.056	0.196	**0.776**
12	−0.220	−0.223	**0.796**	−0.083	0.080	−0.083	0.060	**0.756**
13	**−0.684**	−0.223	0.247	−0.110	0.088	0.040	0.154	**0.624**
14	**−0.795**	−0.042	0.120	−0.050	-0.061	0.010	0.016	**0.655**
15	**−0.799**	−0.084	0.106	−0.095	0.013	0.052	0.351	**0.791**
16	**−0.675**	−0.294	0.155	−0.154	0.137	0.017	0.245	**0.668**
17	−0.189	0.248	−0.284	0.104	−0.103	−0.024	**0.704**	**0.695**
18	−0.069	0.132	−0.177	0.019	−0.024	0.042	**0.804**	**0.703**
19	−0.471	0.179	−0.169	0.100	−0.061	0.001	**0.685**	**0.766**
20	−0.231	0.439	−0.337	0.128	−0.162	0.068	**0.452**	**0.611**
21	0.181	**0.855**	−0.198	0.081	−0.053	0.022	−0.042	**0.814**
22	0.217	**0.866**	−0.172	0.093	−0.025	0.007	−0.006	**0.836**
23	0.149	**0.867**	−0.136	0.112	−0.050	0.045	−0.064	**0.813**
24	0.165	**0.864**	−0.201	0.121	−0.047	0.015	−0.068	**0.836**
25	0.105	0.119	−0.113	**0.781**	0.035	0.041	−0.030	**0.651**
26	0.139	0.086	−0.083	**0.809**	0.059	0.000	0.035	**0.693**
27	−0.020	0.032	−0.069	**0.756**	0.017	0.012	−0.448	**0.778**
28	0.030	0.101	−0.048	**0.867**	0.024	0.030	−0.055	**0.770**
特征值	**8.075**	**3.077**	**2.178**	**2.053**	**1.702**	**1.468**	**1.042**	—
贡献率（%）	13.157	13.036	11.433	10.944	8.344	7.017	7.005	**70.968**

注：条目内容参见表 7-1。

（3）健康行为量表编制：本研究的健康行为测量根据健康行为种类分为合理膳食、适量运动、控烟限酒和心理健康4个维度。量表借鉴郑晓的《中文版健康促进生活方式量表（HPLP-C）》和毛晓群的《健康促进生活方式量表（HPLP-Ⅱ）》，根据调查对象文化程度及慢性病患病基础调整每个维度条目数，同时在其基础上参考尼古丁依赖检测量表（fagerstrom test for nicotine dependence，FTND）和第6次全国卫生服务调查的《家庭健康调查表》融入了控烟限酒相关条目。考虑到4个维度条目数不同，根据专家及指导老师意见，在后续统计分析中对健康行为部分量表的4个维度平均赋值，维度下各条目根据该维度赋值调整计分。本研究中，该量表一致性检验Cronbach's α 系数为0.737，信度可接受，效度检验KMO取样适切性量数为0.721（＞0.7），Bartlett球形检验卡方值为1483.173（$P<0.05$），效度良好。

（4）问卷设计：本章在国家自然科学基金项目"基于服务质量差距模型的农村家庭医生签约服务质量追踪评价与改进策略研究"指导下，自行设计问卷。问卷主要包括调查对象基本信息和基于保护动机理论的健康行为。基本信息主要为人口学资料，健康行为模块包括签约对象的健康行为信息源评估量表、保护动机认知中介量表和健康行为水平量表。

2. 资料收集

（1）调查地点抽样：本研究综合考虑江苏省各地区社会经济发展情况和家庭医生签约服务推进情况，科学抽样。

1）采取典型抽样抽取样本县（区）：以家庭医生签约服务模式为首要因素，次要考虑地区经济情况和调研开展合作度，于苏南、苏中、苏北各抽取了1个样本县（区）。

2）采取分层抽样抽取样本乡镇：以人均GDP为主要评价指标，将样本县（区）辖区内乡镇按各自的社会经济发展水平划分为"好、中、差"三个等级，从三级乡镇各抽取1个作为样本乡镇，即每个样本县（区）抽取3个样本乡镇，共9个样本乡镇。

3）采取分层抽样抽取样本村：样本村的抽取方式与样本乡镇的抽取方式相同，每个样本乡镇下抽取好、中、差每类1个样本村，即每个乡镇抽取3个村，共27个样本村。

调查于2020年7月开展。

（2）调查对象抽样及抽样标准：在样本村内对符合条件的居民采取整群抽样。

纳入标准：①在过去一自然年内已签约并接受家庭医生服务；②患有糖尿病或高血压；③60岁及以上的老年人；④认知良好，配合度高，且常住本地。

排除标准：①患有难以治愈的疾病，如艾滋病、癌症等；②不适宜或无法参与追踪调查。在村医帮助下，将以上符合条件的本村常住居民分批次或整体集中于村卫生室或指定场所，在调研员的指导下完成调查。

（3）访谈调查：本研究在定量问卷调查之外，还进行了半结构式访谈。课题组通过目的抽样从上述符合标准的样本中选取签约居民访谈对象，样本量以达到信息饱和且不溢出为佳。访谈贯彻知情同意原则，遵循匿名、保密原则，记录员向访谈对象清晰传达本研究的目的、内容和方法等，获得其同意后开始录音。

3. 资料分析 采用 Epidata 3.1 录入数据；采用 SPSS 21.0 对数据进行描述性分析、单因素差异性检验和多因素回归分析。

描述性分析主要用于分析调查对象的基本信息、调查对象对家庭医生的健康行为促进的工作感知、家庭功能感知、社会支持感知、保护动机认知中介水平、健康行为水平等。主要采用构成比表示数据分布，数据离散程度符合正态分布的以均数±标准差（$\bar{x} \pm s$）表示，不符合正态分布的采用中位数（四分位间距）[M（QR）]进行描述。

单因素差异性检验主要用于比较不同调查对象的基本信息、调查对象对家庭医生的健康行为促进的工作感知、家庭功能感知、社会支持感知、保护动机认知中介水平、健康行为水平等方面是否存在差异。计数资料的多组间单因素比较采用卡方检验；不符合正态分布的计量资料的多组间比较采用非参数检验中的 Kruskal-Wallis H 检验。

多因素回归分析主要用于分析在控制其他可能的影响因素后，不同签约对象的信息源（家庭医生的健康行为促进工作、家庭功能、社会支持）差异，对签约对象认知中介的影响，以及不同的认知中介情况对健康行为的影响。影响因素分析主要采用 Logistic 回归模型，检验水准 α 以 $P<0.05$ 为差异有统计学意义。

运用 AMOS 软件，保护动机理论下老年慢性病患者健康行为的影响因素 SEM 模型，路径系数采用标准化系数，结构方程拟合优度综合 χ^2 值，模型 CMIN/DF 小于等于严格标准值 3，RMR 值（0.05<RMR<0.08 表示拟合良好，RMR<0.05 表示拟合优秀），GFI>0.9，AGFI>0.9，NFI>0.9，RFI>0.9，IFI>0.9，TLI>0.9，CFI>0.9，RMSEA<0.08 等拟合依据。

三、农村老年慢性病人群健康行为的保护动机信息源分析

（一）调查对象的基本情况

针对抽样地区农村家庭医生签约的慢性病患者，发放并回收问卷 1850 份，回收有效问卷 1801 份，有效问卷回收率 97.35%。其中，苏南 583 人，占比 32.4%，苏中 646 人，占比 35.9%，苏北 572 人，占比 31.8%；男性 781 人，占比 43.4%，女性 1020 人，占比 56.6%；平均年龄为（71.70±6.37）岁；婚姻状况中已婚/同居 1489 人，占比最大，为 82.7%；受教育程度方面，小学程度 743 人，占比最大，为 41.3%；

家庭常住人口人均年消费支出中位数为 6262.00 元（QR 为 6400.00 元），家庭常住人口人均年医药卫生支出中位数为 4000.00 元（QR 为 6500.00 元）；调查对象的医保类型以新型农村合作医疗保险为主，占比达到 83.0%；慢性病方面，高血压患者最多，有 1130 人，占比 62.7%，糖尿病次之，有 464 人，占比 25.8%；有 207人患有其他慢性病，占比 11.5%。慢性病确诊不超过 10 年的有 1020 人，占比较高（56.6%）。此外，有 1071 人患 2 种及以上慢性病，占比 59.5%（表 7-3）。

表 7-3　农村签约家庭医生的老年慢性病人群基本信息（n=1801）

基本情况	人数（人）	构成比（%）
地区		
苏南	583	32.4
苏中	646	35.9
苏北	572	31.8
性别		
男	781	43.4
女	1020	56.6
年龄（岁）		
60~74	1201	66.7
≥75	600	33.3
婚姻状况		
已婚/同居	1489	82.7
其他	312	17.3
受教育程度		
文盲	420	23.3
小学	743	41.3
初中	509	28.3
高中及以上	129	7.2
家庭常住人口人均年消费支出（元）		
[0, 5000)	677	37.6
[5000, 10000)	660	36.6
[10000, 15000)	228	12.7
[15000, 20000)	103	5.7
≥20000	133	7.4
家庭常住人口人均年医药卫生支出（元）		
[0, 5000)	1516	84.2
[5000, 10000)	151	8.4

续表

基本情况	人数（人）	构成比（%）
［10000，15000）	54	3.0
［15000，20000）	28	1.6
≥20000	52	2.9
医保类型		
新型农村合作医疗保险	1495	83.0
其他医保	306	17.0
所患主要慢性病		
高血压	1130	62.7
糖尿病	464	25.8
其他	207	11.5
主要慢性病的确诊年限（年）		
0～10	1020	56.6
10～20	603	33.5
＞20	178	9.9
是否患有 2 种及以上慢性病		
否	730	40.5
是	1071	59.5

（二）家庭医生对老年慢性病人群健康行为的促进工作

本研究调查初期，对各样本地区有关家庭医生签约服务的政策文件进行了收集，以便获取当地家庭医生签约服务制度中对签约对象健康行为促进工作开展情况的具体考核指标。对已收集文件进行关键词提取后显示，目前农村家庭医生签约服务对促进签约对象健康行为工作尚未有明确的考核标准，抽样地区均未有明确的数值指标。

1. 农村家庭医生签约服务的健康行为指导工作评分　农村家庭医生健康行为指导工作，对应本研究健康行为合理膳食、适量运动、控烟限酒、心理健康四个指标，测量该指标的签约对象感知水平。分析结果显示，4 个题项得分为负偏态分布，根据相关文献及数据分布情况，划分得分不超过 4 为较低，超过 4 为较高。家庭医生对合理膳食方面的指导，45.6%评分较高；适量运动方面，有 43.5%评分较高；控烟限酒方面，有 42.5%评分较高；心理健康方面，有 40.1%评分较高。签约对象对家庭医生健康行为支持与促进工作开展情况感知评分，总体为 4.25（1.25）分（总分为 5 分），评分较高占比 50.9%（表 7-4）。

表 7-4　农村家庭医生签约服务的健康行为指导情况

条目	M（QR）	较低[n（%）]	较高[n（%）]
合理膳食	4.0（1.0）	979（54.4）	822（45.6）
适量运动	4.0（1.0）	1017（56.5）	784（43.5）
控烟限酒	4.0（1.0）	1036（57.5）	765（42.5）
心理健康	4.0（1.0）	1079（59.9）	722（40.1）
健康行为指导水平	4.25（1.25）	884（49.1）	917（50.9）

2. 老年慢性病人群对家庭医生健康行为指导工作的访谈评价　本研究共访谈了 33 名农村签约家庭医生的慢性病患者。将调查对象的访谈录音整理成文字稿后，采用文本关键词摘录计数方式进行分析，结果显示，对家庭医生的健康行为指导工作评价为"蛮好的、好、满意"等的有 31 人次（93.94%），评价为"还行、还可以、一般"等的有 2 人次；具体的工作内容中，家庭医生建议签约对象"饮食清淡、注意饮食健康、低油低盐"等的有 26 人次（78.79%），"劳动/运动适度、加强锻炼"等的有 19 人次（57.58%），"少抽烟、少饮酒、戒烟戒酒"等的有 16 人次（48.49%），"心理健康指导、心理疏导、关心"等的有 18 人次（54.55%）。

（三）老年慢性病人群有关健康行为的家庭功能

签约服务对象的健康行为转变过程中，家庭、亲人对其健康知识获取和行为技能提升也起到积极作用。本章采用 APGAR 量表对调查对象的家庭功能进行了测量，包含 5 个条目。家庭功能总分由 5 个条目得分相加，7~10 分说明家庭功能良好，4~6 分说明家庭功能存在一般/中度障碍，0~3 分则说明家庭功能存在严重障碍。88.2%的调查对象表示很认可"遇到健康生活及行为相关问题时，可从家人处获得满意的帮助"；84.5%的调查对象表示很认可"对家人与我讨论及分享健康生活及行为问题的方式感到满意"；80.5%的调查对象表示很认可"希望我从事或发展健康行为活动时，得到家人的接受且支持"；79.5%的调查对象表示很认可"对家人与我相处的方式感到满意"。调查对象的家庭功能总体水平为 10.0（1.0）（总分为 10 分），有 1656 人家庭功能良好，占比 91.9%（表 7-5）。

表 7-5　农村签约家庭医生的老年慢性病人群家庭功能情况[n（%）]

	条目	经常这样	有时这样	几乎很少
家庭功能	T1 遇到健康生活及行为相关问题时，可从家人处获得满意的帮助	1588（88.2）	167（9.3）	46（2.6）

续表

条目	经常这样	有时这样	几乎很少
T2 对家人与我讨论及分享健康生活及行为问题的方式感到满意	1521（84.5）	220（12.2）	60（3.3）
T3 希望我从事或发展健康行为活动时，得到家人的接受且支持	1450（80.5）	281（15.6）	70（3.9）
T4 对家人与我情感互动的方式和效果感到满意	1432（79.5）	323（17.9）	46（2.6）
T5 对家人与我相处的方式感到满意	1568（87.1）	201（11.2）	32（1.8）
家庭功能总体情况	良好	中度障碍	严重障碍
	1656（91.9）	106（5.9）	39（2.2）

（四）老年慢性病人群有关健康行为的社会支持

慢性病人群的健康行为产生与转变过程中，良好的社会支持是改善其健康素养不可或缺的一项，本章采用社会支持指数 OSS-3 进行测量，得分 0~3 表示社会支持不足，得分 4~7 表示社会支持一般，得分 8~11 表示社会支持良好。有63.2%的调查对象评价"遇到健康行为困扰时，自身可依靠的人数"良好；有85.1%的调查对象评价"人们在你实施健康行为上表现出的关注度"良好；有83.1%的调查对象评价"你需要邻居有关健康行为帮助时，得到帮助的容易度"良好。签约家庭医生的慢性病人群社会支持总体水平为 8.0（2.0）分（总分为 11 分），有 1196 人社会支持良好，占比 66.4%（表 7-6）。

表 7-6　农村签约家庭医生的慢性病人群社会支持情况[n（%）]

条目		良好	一般	不足
社会支持	遇到健康行为困扰时，自身可依靠的人数	1139（63.2）	628（34.9）	34（1.9）
	人们在你实施健康行为上表现出的关注度	1532（85.1）	181（10.0）	88（4.9）
	你需要邻居有关健康行为帮助时，得到帮助的容易度	1497（83.1）	260（14.4）	44（2.4）
社会支持总体情况		社会支持良好	社会支持一般	社会支持不足
		1196（66.4）	589（32.7）	16（0.9）

四、农村老年慢性病人群健康行为的认知中介分析

在保护动机理论模型中，认知中介是影响个体行为转变的核心部分，主要指个体产生并维持健康行为的动机，或对不良行为和嗜好的厌恶感及规避的可能性。个体的认知中介是其行为产生和转变的核心，分为威胁评估和应对评估。威胁评估中的严重性维度和易感性维度促进健康行为产生、维持（＋），内部回报维度和外部回报维度对健康行为有抑制或阻碍作用（－）；应对评估中的自我效能维度和反应效能维度促进个体出现健康行为（＋），反应成本维度则降低健康行为出现的可能性（－）。

（一）基于保护动机理论框架的认知中介

1. 基于保护动机理论的行为转变认知中介量表得分　促进慢性病人群产生及维持健康行为的认知中介量表主要包含 28 个条目，所有条目采用 5 级李克特式计分法，5=完全同意、4=同意、3=一般、2=不同意、1=完全不同意。对认知中介量表各个条目得分进行 Kolmogorov-Smirnov（K-S）检验，得出所有条目均不符合正态分布（$P < 0.05$）。采用 M（QR）表示各条目得分情况，内部回报、外部回报和反应成本 3 个维度各条目得分中位数较低，其中 T17、T19、T20、T21、T22、T23、T24 最低，为 1.0（1.0）；严重性、易感性、反应效能和自我效能维度各条目得分较高，其中 T9、T10、T11、T12、T13、T15、T16 最高，为 5.0（1.0）（表 7-7）。

表 7-7　认知中介量表各条目得分

维度	条目项 [a]	K-S 检验 Z 值	P	M（QR）
严重性	T1	0.171	<0.001[*]	3.0（2.0）
	T2	0.217	<0.001[*]	4.0（3.0）
	T3	0.191	<0.001[*]	3.0（2.0）
	T4	0.268	<0.001[*]	2.0（1.0）
易感性	T5	0.253	<0.001[*]	2.0（1.0）
	T6	0.212	<0.001[*]	4.0（2.0）
	T7	0.245	<0.001[*]	4.0（2.0）
	T8	0.252	<0.001[*]	4.0（1.0）
反应效能	T9	0.320	<0.001[*]	5.0（1.0）
	T10	0.328	<0.001[*]	5.0（1.0）
	T11	0.325	<0.001[*]	5.0（1.0）
	T12	0.330	<0.001[*]	5.0（1.0）

续表

维度	条目项[a]	K-S检验 Z 值	P	M（QR）
自我效能	T13	0.314	<0.001[*]	5.0（1.0）
	T14	0.281	<0.001[*]	4.0（1.0）
	T15	0.306	<0.001[*]	5.0（1.0）
	T16	0.340	<0.001[*]	5.0（1.0）
内部回报	T17	0.321	<0.001[*]	1.0（1.0）
	T18	0.289	<0.001[*]	2.0（1.0）
	T19	0.304	<0.001[*]	1.0（1.0）
	T20	0.354	<0.001[*]	1.0（1.0）
外部回报	T21	0.363	<0.001[*]	1.0（1.0）
	T22	0.355	<0.001[*]	1.0（1.0）
	T23	0.354	<0.001[*]	1.0（1.0）
	T24	0.356	<0.001[*]	1.0（1.0）
反应成本	T25	0.280	<0.001[*]	2.0（1.0）
	T26	0.253	<0.001[*]	2.0（1.0）
	T27	0.271	<0.001[*]	2.0（1.0）
	T28	0.275	<0.001[*]	2.0（1.0）

a 条目内容可见表 7-1。

2. 基于保护动机理论的个体行为转变认知中介水平　　基于本章的保护动机理论模型，各维度得分为该维度下条目平均分：

$$G=\left(\sum\nolimits_{a=1}^{b}T_a\right)/b \tag{14}$$

其中，G 为维度得分，a 为各维度下条目序数，从 1 开始，T_a 为该条目得分，b 为维度下条目总数，总分为 5。

认知中介总得分=严重性认知得分+易感性认知得分+自我效能认知得分+反应效能认知得分–内部回报认知得分–外部回报认知得分–反应成本认知得分：

$$E=\sum\nolimits_{i=1}^{n}\omega i \cdot G_i \tag{15}$$

其中，E 为认知中介得分，i 为维度序数，从 1 开始，ω_i 为该维度对健康行为的效应，正向效应为 1，负向效应为–1，G_i 为该维度得分，n 为维度总数，总分为 17。

结果显示各维度得分和认知中介总得分均为偏态分布，依照现有保护动机理论测量研究及本研究数据分布，划分得分不超过 3.50 为较低，超过 3.50 为较高。81.9% 的调查对象对严重性评分较低，56.9% 的调查对象对易感性评分较低，91.3% 的调查对象对反应效能评分较高，85.3% 的调查对象对自我效能评分较高，99.3%

的调查对象对内部回报评分较低，98.8%的调查对象对外部回报评分较低，93.2%的调查对象对反应成本评分较低。认知中介总体水平为 10.25（4.00）分，根据相关文献及实际数据分布情况，划分得分不超过 10.25 为较低水平，得分超过 10.25 为较高水平。有 890 人认知中介水平较高，占比 49.4%（表 7-8）。

表 7-8　老年慢性病人群有关健康行为的保护动机认知中介得分情况

维度	M（QR）	较低[n（%）]	较高[n（%）]
严重性（+）	3.00（1.00）	1475（81.9）	326（18.1）
易感性（+）	3.50（1.00）	1024（56.9）	777（43.1）
反应效能（+）	4.50（1.00）	157（8.7）	1644（91.3）
自我效能（+）	4.50（1.00）	265（14.7）	1536（85.3）
内部回报（−）	1.50（1.00）	1788（99.3）	13（0.7）
外部回报（−）	1.25（1.00）	1779（98.8）	22（1.2）
反应成本（−）	2.00（1.25）	1679（93.2）	122（6.8）
认知中介总体水平	10.25（4.00）	911（50.6）	890（49.4）

（二）有关健康行为转变的认知中介影响因素分析

1. 健康行为转变的认知中介单因素分析　根据保护动机理论，认知中介影响行为转变过程的因素分为外界因素和内界因素，基于该理论框架，本研究针对个体的人口学资料与家庭医生健康行为指导水平、家庭功能水平和社会支持水平，对认知中介进行单因素卡方检验。考虑到家庭功能情况和社会支持情况数据为偏态分布，对其组别进行调整，家庭功能情况中合并严重障碍和一般障碍为较低水平，良好为较高水平；社会支持情况中合并不足和一般为较低水平，良好为较高水平。采用卡方检验，结果显示不同性别、婚姻、文化程度、慢性病确诊年限、是否合并患病、家庭医生健康行为指导水平、家庭功能水平和社会支持水平下，签约家庭医生的慢性病人群的认知中介评分之间的差异有统计学意义（$P < 0.05$）（表 7-9）。

表 7-9　不同类别老年慢性病人群认知中介评分单因素分析

自变量		认知中介水平较低（人）	认知中介水平较高（人）	χ^2	P
性别	男	432	349	12.346	<0.001
	女	479	541		
年龄（岁）	60～74	606	595	0.023	0.881
	≥75	305	295		

续表

自变量		认知中介水平较低（人）	认知中介水平较高（人）	χ^2	P
婚姻	已婚/同居	770	719	4.387	0.036
	其他	141	171		
文化程度	文盲	227	193	4.907	0.038
	小学	376	367		
	初中	252	257		
	高中及以上	56	73		
医保类型	新农合	741	754	3.646	0.056
	其他类型	170	136		
主要慢性病病种	高血压	569	561	2.080	0.419
	糖尿病	228	236		
	其他	114	93		
主要慢性病的确诊年限（年）	（0，10]	548	472	10.249	0.001
	（10，20]	286	317		
	>20	77	101		
是否患多种慢性病	否	414	316	18.450	<0.001
	是	497	574		
家庭医生健康行为指导水平	较低	634	250	310.299	<0.001
	较高	277	640		
家庭功能水平	较低	102	43	24.637	<0.001
	较高	809	847		
社会支持水平	较低	349	256	18.388	<0.001
	较高	562	634		

2. 健康行为转变的认知中介多因素回归分析　单因素分析结果指出，不同性别、婚姻、文化程度、慢性病确诊年限、是否患多种慢性病、家庭医生健康行为指导水平、家庭功能水平和社会支持水平下，认知中介的差异有统计学意义。在保护动机理论框架下，以签约家庭医生的慢性病人群健康行为认知中介水平为因变量，将性别、婚姻、文化程度、慢性病确诊年限、是否合并患病、家庭医生水平行为指导水平、家庭功能水平和社会支持水平纳入认知中介 Logistic 回归模型，以较低水平为参照。结果显示不同性别、文化程度、慢性病确诊年限、是否患多种慢性病情况、家庭医生健康行为指导水平和家庭功能水平的签约对象的健康行为认知中介存在差异（$P<0.05$）。女性、文化程度高、患病时间长、患多种慢性病、家庭医生健康行为指导水平较高、家庭功能水平较高的调查对象有较高的健康行为保护动机认知中介水平（表7-10）。

表 7-10　老年慢性病人群有关健康行为的认知中介二元 Logistic 分析

自变量	b	SE	Wald χ^2	P	OR（95%CI）
性别（以男性为参照）					
女性	0.400	0.1122	12.684	<0.001	1.491（1.197，1.858）
婚姻状况（以已婚/同居为参照）					
其他	0.258	0.1433	3.233	0.072	1.294（0.977，1.713）
文化程度（以文盲为参照）					
高中及以上	0.605	0.2303	6.897	0.009	1.831（1.166，2.876）
初中	0.380	0.1537	6.109	0.013	1.462（1.082，1.976）
小学	0.261	0.1398	3.531	0.060	1.298（0.989，1.704）
主要慢性病的确诊年限					
（年，以 0～10 年为参照）					
>20	0.408	0.1840	4.911	0.027	1.503（1.048，2.156）
10～20	0.243	0.1511	4.454	0.035	1.275（1.017，1.598）
是否患多种慢性病（以否为参照）					
是	0.471	0.1091	18.663	<0.001	1.602（1.294，1.984）
家庭医生健康行为指导水平					
（以较低为参照）					
较高	1.713	0.1075	253.650	<0.001	5.545（4.491，6.846）
家庭功能水平（以较低为参照）					
较高	0.514	0.2133	5.817	0.016	1.673（1.101，2.540）
社会支持水平（以较低为参照）					
较高	0.188	0.1161	2.622	0.105	1.207（0.961，1.515）
家庭功能水平（以较低为参照）					
较高	0.514	0.2133	5.817	0.016	1.673（1.101，2.540）
社会支持水平（以较低为参照）					
较高	0.188	0.1161	2.622	0.105	1.207（0.961，1.515）

五、慢性病人群的健康行为研究

（一）老年慢性病人群的健康行为得分情况

健康行为量表包含合理膳食、适量运动、控烟限酒和心理健康 4 个维度，各维度权重相同，每个维度 15 分，由于每个维度下条目数不同，为保证赋值的公平公正，对不同维度的条目得分进行相关加权处理。具体如下。

合理膳食维度得分 G_1、适量运动维度得分 G_2、心理健康维度得分 G_4 分别为：

$$G_1 = 3 \times \left(\sum\nolimits_{i=1}^{j} T_i \right) / j \tag{16}$$

$$G_2 = \sum\nolimits_{i=1}^{j} T_i \tag{17}$$

$$G_4 = 3 \times \left(\sum\nolimits_{i=1}^{j} T_i \right) / j \tag{18}$$

其中，i 表示该维度条目序数，从 1 开始，T_i 为该条目得分，每个条目总分 5 分，j 表示该维度条目总序数。

控烟限酒维度得分：

$$G_3 = 15 - AD_{香烟} - AD_{饮酒} \tag{19}$$

其中，$AD_{香烟}$ 表示香烟依赖性标化分，为香烟依赖性量表得分 $\times 0.75$；$AD_{饮酒}$ 表示日均饮酒风险标化分，为日均饮酒风险等级 $\times 2.5$。

健康行为总得分：

$$E = \sum\nolimits_{a=1}^{b} G_a \tag{20}$$

其中，a 表示维度序号，从 1 开始，G_a 为该维度得分，b 为维度总数。

根据学术界常用的健康行为测量评估方法、我国农村健康行为现状研究及本研究数据分布，规定健康行为得分低于 12.5 为较低，12.5 及以上为较高。调查对象的健康行为 4 个维度得分最高的是控烟限酒维度，为 15.00（2.50），该维度得分较高人数占比为 89.6%；得分最低的是适量运动维度，为 11.00（3.00），该维度得分较高人数占比为 27.3%。农村签约家庭医生的慢性病人群健康行为总得分为 12.45（1.38）分，48.5%的调查对象得分较高（表 7-11）。

表 7-11　农村老年慢性病人群的健康行为得分情况

维度	M（QR）	较低[n（%）]	较高[n（%）]
合理膳食	12.00（2.40）	1057（58.7）	744（41.3）
适量运动	11.00（3.00）	1310（72.7）	491（27.3）
控烟限酒	15.00（2.50）	188（10.4）	1613（89.6）
心理健康	12.60（3.00）	890（49.4）	911（50.6）
健康行为总得分	12.45（1.38）	927（51.5）	874（48.5）

（二）老年慢性病人群健康行为的影响因素分析

1. 老年慢性病人群健康行为的单因素分析　根据相关文献研究，健康行为与个人因素和环境因素均有关，将认知中介研究中有关的基本信息（性别、婚姻、文化程度）、慢性病患病情况、家庭医生健康行为指导水平、家庭功能水平、社会支持水平、认知中介水平分别与健康行为水平进行单因素分析，采用卡方检验，检验结果显示不同性别、文化程度、家庭医生健康行为指导水平、家庭功能水平、社会支持水平和认知中介水平的慢性病人群的健康行为差异有统计学意义（$P<0.05$）（表 7-12）。

表 7-12　老年慢性病人群健康行为水平的单因素分析

自变量		健康行为水平较低（人）	健康行为水平较高(人)	χ^2	P
性别	男	467	314	38.250	<0.001
	女	460	560		
婚姻	已婚/同居	761	728	0.454	0.500
	其他	166	146		
文化程度	文盲	216	204	8.136	0.043
	小学	392	351		
	初中	268	241		
	高中及以上	51	78		
主要慢性病病种	高血压	600	530	3.336	0.189
	糖尿病	224	240		
	其他	103	104		
主要慢性病的确诊年限（年）	（0，10]	534	486	5.233	0.073
	（10，20]	291	312		
	>20	102	76		
是否患有多种慢性病	否	389	341	1.621	0.203
	是	538	533		
家庭医生健康行为指导水平	较低	601	283	189.579	<0.001
	较高	326	591		
家庭功能水平	较低	103	42	24.162	<0.001
	较高	824	832		
社会支持水平	较低	382	223	49.665	<0.001
	较高	545	651		
认知中介水平	较低	626	285	219.467	<0.001
	较高	301	589		

2. 老年慢性病人群健康行为的多因素回归分析　　以健康行为水平为因变量，赋值 0=较低，1=较高，根据单因素分析，选取性别、文化程度、家庭医生健康行为指导水平、家庭功能水平、社会支持水平和认知中介水平作为自变量，进行二

元 Logistic 回归分析，探讨健康行为的影响因素，以较低水平为参考。统计结果显示，性别、文化程度、家庭医生健康行为指导水平、社会支持水平、认知中介水平对健康行为评分的影响具有统计学意义（$P<0.05$），具体表现为女性、文化水平较高、家庭医生健康行为指导水平较高、社会支持水平较高、认知中介水平较高的签约对象的健康行为水平更高（表 7-13）。

表 7-13 老年慢性病人群健康行为水平的二元 Logistic 回归分析

自变量	b	SE	Wald χ^2	P	OR（95%CI）
性别（以男性为参照）					
女性	0.648	0.1120	33.482	<0.001	1.911（1.535~2.380）
文化程度（以文盲为参照）					
高中及以上	0.666	0.2324	8.215	0.004	1.946（1.234~3.069）
初中	0.125	0.1526	0.667	0.414	1.133（0.840~1.528）
小学	0.046	0.1379	0.109	0.741	1.047（0.799~1.371）
家庭医生健康行为指导水平					
（以较低为参照）					
较高	0.894	0.1120	63.650	<0.001	2.444（1.962~3.044）
家庭功能水平（以较低为参照）					
较高	0.282	0.2101	1.805	0.179	1.326（0.878~2.002）
社会支持水平（以较低为参照）					
较高	0.522	0.1140	20.936	<0.000	1.685（1.347~2.106）
认知中介水平（以较低为参照）					
较高	1.071	0.1105	93.828	<0.000	2.917（2.349~3.622）

（三）基于保护动机理论的健康行为结构方程模型

为进一步探索各种可能影响因素对签约家庭医生的老年慢性病患者健康行为水平的具体作用，本章选取上文单因素分析结果中的各种变量进行结构方程模型构建。根据保护动机理论模型，信息源为老年人群获取行为认知的来源及老年慢性病人群生活习惯，主要为家庭医生教育指导、家庭功能和社会支持三大块，故将家庭医生健康行为指导水平、家庭功能水平和社会支持水平设为外因潜变量，保护动机理论指出认知中介受信息源影响后作用于行为，故认知中介水平设为内因潜变量。在 AMOS 中加入上述外因潜变量和内因潜变量，以签约家庭医生的慢性病人群的健康行为水平作为结局变量，分别添加残差后计算路径关系系数。结构方程路径拟合检验结果 $\chi^2=605.125$，$P<0.001$，模型 CMIN/DF 为 7.758，大于严格标准值 3，但 RMR=0.010，GFI=0.954（>0.9），AGFI=0.938（>0.9），NFI=0.910

（＞0.9），RFI=0.895，IFI=0.920（＞0.9），TLI=0.907（＞0.9），CFI=0.920（＞0.9），RMSEA=0.061（＜0.08），模型总体拟合较好。家庭医生对调查对象的健康行为促进、家庭功能和社会支持，与健康行为认知中介的标准化路径系数分别为 0.243、0.044、0.135；家庭医生对调查对象的健康行为促进、家庭功能、社会支持和健康行为认知中介，与健康行为的标准化路径系数分别为 0.227、0.030、0.130、0.254（图 7-3）。

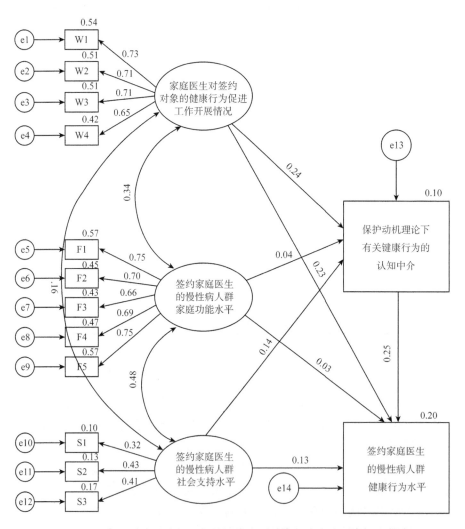

图 7-3　基于保护动机理论的老年慢性病人群健康行为影响因素标准化路径

六、改善老年慢性病人群健康行为的对策与建议

（一）讨论

1. 农村家庭医生签约的老年慢性病人群健康行为信息源

（1）家庭医生对老年慢性病人群的健康行为促进工作：本研究调查了农村家庭医生签约服务中，家庭医生对签约对象健康行为的指导促进等相关工作的开展情况。结果显示，签约服务模式下农村基层医务人员的工作涉及基本医疗服务、公共卫生服务等多方面，包括促进签约对象健康行为的日常饮食指导、运动建议与评估、劝戒烟酒和心理疏导工作，符合 2016 年国家医改办《关于印发推进家庭医生签约服务指导意见的通知》文件中"优化签约服务内涵"的相关要求。家庭医生的健康行为促进工作评价量表总得分较高，总得分处于较高水平的人数占比为 93.5%，其中家庭医生对合理膳食的指导评分较高的人数占比最多，对心理健康的指导评分较高的人数占比最少。对调查对象的半结构式访谈结果显示，绝大多数调查对象对家庭医生签约服务中的健康行为指导工作开展的评价较好，其中家庭医生更注重对签约对象合理膳食方面的指导，对签约对象控烟限酒方面的指导较少。此结果与孙路和陈卫霞等学者有关家庭医生对慢性病人群健康行为促进及自我管理方面的研究结果基本一致。自家庭医生签约服务制度开展以来，人们逐步加深了对健康教育、健康促进的认知，家庭医生团队的健康行为促进工作也更加务实，基层乡村医生提升了对签约对象的健康行为促进工作的认知、工作技能等。本研究反映了家庭医生签约服务模式下，家庭医生对签约对象的健康行为促进工作开展情况较好，尤其是促进签约对象合理膳食方面，但是在指导签约对象控烟限酒方面工作开展不足，提示家庭医生团队下一阶段应该根据人群需求开展健康行为促进工作。

（2）有关老年慢性病人群健康行为的家庭功能和社会支持：家庭结构和家庭功能与个体的价值观、精神状态和心理健康等因素紧密关联，良好的家庭功能有利于促进慢性病人群的治愈信念改善、疾病控制及自我管理；社会支持反映个体与社会联系的密切程度和质量，对个体的心理调整和各类促进健康的行为产生有积极意义，对健康起到保护性作用。本研究对农村签约家庭医生的慢性病人群的家庭功能和社会支持情况分别进行了测量评价，结果显示家庭功能情况良好，考虑到不同地区社会经济条件对家庭功能存在影响，本研究的家庭功能研究结果与符亚静等对慢性病人群的家庭功能研究结果基本一致；社会支持情况中等偏上，与李众的中国农村老年人社会支持现状研究结果相符。

2. 农村家庭医生签约的老年慢性病人群健康行为认知中介

（1）老年慢性病人群有关健康行为的认知中介现状：本研究对农村签约家庭

医生的慢性病人群健康行为认知中介的 7 个方面进行了测量评价,包括严重性(+)、易感性(+)、内部回报(−)、外部回报(−)、反应效能(+)、自我效能(+)、反应成本(−)。统计结果指出,81.9%的调查对象能够判断自身所患慢性病的严重性,56.9%的调查对象能够判断自身所患慢性病的发生、复发概率和因素,99.3%的调查对象能够认识到心中对危险因素或不良行为的堕落满足感,98.8%的调查对象能够认识到外界产生的危险因素或不良行为的诱惑,85.3%的调查对象对自身实施健康行为有信心,91.3%的调查对象对实施健康行为的积极作用有良好的认知,93.2%的调查对象认为自己能够克服实施健康行为的困难。69.2%的调查对象认知中介水平较高,总体处于中等偏上水平,家庭医生团队需要加强对签约对象健康行为转变方式的正确指导,重视签约对象在实施健康行为时严重性认知较差、反应成本过高的问题,积极提高慢性病人群的认知中介水平。

（2）老年慢性病人群的认知中介影响因素讨论:认知中介的二元 Logistic 回归分析结果显示,患有多种慢性病、主要慢性病确诊时间较长、家庭医生的健康行为促进工作开展较好、家庭功能较好、社会支持水平较高的慢性病人群拥有更高水平的行为认知中介。这说明个体慢性病患病情况会强化个体实施健康行为的保护动机,提升家庭医生的健康行为指导工作质量,也有利于改善个体实施健康行为的保护动机和认知中介,此外,家庭功能和社会支持对个体实施健康行为的保护动机也具有积极作用,这与郭亚雯等有关保护动机理论在慢性病人群中的应用研究结果一致。有效、有针对性的健康教育有助于做好慢性病预防、保健,并提高健康行为的依从性,对健康行为的转变干预起到重要作用。

3. 农村家庭医生签约的老年慢性病人群健康行为

（1）老年慢性病人群的健康行为现状:根据研究目的和内容,本文将健康行为分为合理膳食、适量运动、控烟限酒和心理健康 4 个维度,进行健康行为测量评价。研究结果显示,调查对象的健康行为总体水平较高,其中适量运动方面采取情况最差,这与胡月、吴华余等有关江苏农村居民健康行为调查研究结果基本一致,农村地区居民正确体育运动的认知不足和条件缺乏,居民常把劳作、家务等与体育锻炼画等号,实则不然,此外,调查对象为老年人,且患有慢性病,运动能力受限,导致其适量运动评分较低;本研究发现农村慢性病签约对象的控烟限酒行为得分较高,这与此前研究结果有所出入,究其原因,可能是近几年居民健康素养逐渐提升,同时家庭医生在日常工作中对签约对象的吸烟、饮酒等不良行为加以劝阻,促进了签约对象戒烟、少饮酒或不饮酒。同时,对比郭振友等和秦静等的城市社区老年人健康行为现状研究,发现除体育锻炼方面不标准、缺乏指导外,农村家庭医生签约服务下的老年慢性病人群合理膳食方面存在明显不足，原因是农村地区饮食习惯更趋向重口味，高盐、高油，对水果、蔬菜摄入重视度不足，政府部门和家庭医生团队应加强对健康行为的针对性宣传与指导，应就饮食的量、种类、搭配、时间，以及运动的方式、种类、技巧等进行细节性指导与强化宣传。

（2）老年慢性病人群健康行为的影响因素讨论：对调查对象的健康行为水平进行单因素卡方检验和多因素二元 Logistic 回归分析，研究结果显示性别、是否患多种慢性病、家庭医生的健康行为指导工作情况、认知中介水平是签约对象健康行为的主要影响因素。当调查对象为女性、患有多种慢性病、获得的家庭医生健康行为指导工作质量较好、认知中介水平较高时，其健康行为水平更高。根据元国志的研究结果，女性对健康知识的获取主动性高于男性，健康行为女性较男性高的可能性更大。根据谢庭辉的农村居民慢性病成因研究，慢性病的产生与膳食不合理、活动时间少、吸烟饮酒及个人心理等因素密切相关，调查对象患有多种慢性病时，对这些问题的重视度增加，因而会主动采取健康行为，自主采取合理膳食、适量运动、控烟限酒和保持心理健康。

（3）老年慢性病患者健康行为保护动机途径机制讨论：在构建的健康行为结构方程模型中，家庭医生对签约对象的健康行为促进与指导工作开展情况、调查对象的社会支持情况及个体有关健康行为的认知中介水平，是个体产生及维持健康行为的主要影响因素，家庭医生对签约对象的健康行为促进与指导工作开展情况对调查对象的健康行为影响系数估计值为 0.527，社会支持情况对健康行为影响系数估计值为 0.489，个体有关健康行为的认知中介水平对健康行为的影响系数估计值为 0.883，调查对象的家庭功能对其健康行为水平的影响不显著。同时，家庭医生对签约对象的健康行为促进与指导工作开展情况、调查对象的家庭功能情况和社会支持情况对个体有关健康行为的认知中介影响具有显著性，总体来说与现阶段学术界保护动机理论下的健康行为研究结果相符。根据 SEM 影响路径图，结合家庭医生签约服务有关健康行为指导工作的开展情况及健康行为的 Logistic 回归分析可以得出，农村家庭医生签约服务主要针对老年慢性病患者开展了饮食指导、运动指导、控烟限酒劝诫和心理疏导四方面工作，且相关工作常在健康教育及宣传讲座、日常交流、随访等家庭医生服务工作中随机开展，尚无确定的工作要求及目标；家庭医生的工作，主要通过提升老年慢性病人群的健康行为认知中介，从而对其健康行为改善起到积极意义，如家庭医生在健康教育及宣传讲座中，加强老年慢性病人群对疾病严重性和易感性的认知，加强其对不良行为和生活方式严重性和易感性的认知。在日常交流和随访中通过劝诫、指导等提升老年慢性病人群实施健康行为的能力、自信及自我效能等。可以肯定的是，农村家庭医生签约服务对老年慢性病人群有关健康行为的认知中介有积极的提升作用。此外，家庭功能和社会支持，一方面能够有效督促个体实施健康行为，对老年慢性病人群实施健康行为起到支持与促进作用，有效改善个体有关健康行为的认知中介。另一方面家庭和社会对加强农村家庭医生对老年慢性病人群开展健康指导工作的效果也有一定的贡献。老年慢性病人群有关健康行为的认知中介水平的提升，是其自发、正确的实施健康行为的先决条件，即农村家庭医生的签约服务相关工作，在家庭功能和社会支持的积极作用下，与家庭功能和社会支持一同作用于老年慢性病患者有关健康行为的认知中介，不断改善个体对健康生活方式和行为的认知，提升个体健康素养，从而促进个体实施健康行为，改善健康。

（二）建议

1. 政府部门应加强健康行为政策引导，明确考核标准　研究发现目前有关家庭医生改善签约对象健康行为的政策内容较少，家庭医生该方面的工作内容不明确，缺乏相关工作频率的规定，尚无有效合理的考核标准。地方政府部门和卫生主管部门应当补充关于家庭医生开展改善签约对象健康行为工作的规定、指南，加强政策引导，结合本研究有关健康行为内容及现有的健康行为研究，明确家庭医生在改善签约对象的健康行为方面应当开展的工作内容，规范开展有关工作的方式方法，如饮食指导方面，定期对签约对象进行不同慢性病的饮食注意事项、低钠低油低盐饮食标准、果蔬富含营养成分等相关知识的教育等。同时，根据现有研究结果及相关专家建议，制定考核指标体系，明确家庭医生开展改善签约对象健康行为的工作考核标准，如开展提升健康素养和健康行为能力的健康教育最低频次，每次开展有关工作的最低时长，开展相关工作的具体途径，签约对象健康行为水平提升程度及健康结果改善情况等要求。

另外，考虑到政府部门通知、意见等对人民有较好的指导作用，对家庭医生工作开展有辅助作用，当地政府也可根据地区实际情况，发布提倡基层人民健康生活、采取健康行为的具体通知。如发布提倡"控烟""减盐"等的通知文件，规定公共场所、集体活动场所禁止吸烟，家庭内减少吸烟等；同时，村委会加大宣传食盐过量摄入对高血压等慢性病人群的危害，推广"人均每日食盐摄入量下降到 10 克以下"的健康促进活动，通过政策引导，提升慢性病人群的健康行为水平。

2. 进一步加强家庭医生签约服务中健康行为指导工作　根据研究结果，家庭医生健康指导工作是调查对象的健康行为和健康行为认知中介的主要影响因素之一。这提示应当充实农村卫生人才队伍，协调和明确家庭医生分工，开展专项会议及培训班，提升家庭医生对开展改善签约对象健康行为工作的认知情况和重视度，加强对家庭医生服务团队改善签约对象健康行为的工作技能技巧培训。同时，职业成就感和满意度的提升对调动家庭医生工作积极性和提升工作质量有重要作用，卫生主管部门应扩大对家庭医生开展改善签约对象健康行为工作的激励。可通过完善家庭医生签约服务公共卫生服务经费中关于开展健康行为促进工作的兑付机制，加强经济激励。考虑到基层医疗卫生人员薪酬待遇不足等问题，基层卫生部门应在物价部门指导下，将有效的健康行为促进纳入个性化签约服务项目，并实行市场定价，对有效开展健康行为指导工作的家庭医生加以薪酬激励，促进家庭医生将健康行为促进融入健康教育、体检与健康检查、随访等工作流程，更加合理、有效地指导签约对象饮食、运动、控烟限酒、调节心理等方面。此外，按照家庭医生政策文件中指出允许以医疗服务各项结余基金奖励医务人员的相关要求，乡镇卫生院可提取家庭医生签约服务奖励基金，依据家庭医生团队开展健康行为促进与指导的工作额度和工作质量，对评价较高的家庭医生团队予以奖励。

3. 重点提升签约对象有关健康行为转变的认知中介水平　本章研究指出，农村签约家庭医生的慢性病人群在采取健康行为时，其对疾病和危险因素的严重性认知不足，认为采取健康行为的难度较大。政府应当加强日常疾病和慢性病相关知识、健康行为的效果和意义的宣传力度，拓宽宣传路径，除网络、电视、广播、报纸书刊等，积极应用新媒体和自媒体等宣传途径，如微信公众号、抖音、微博等，此类途径图文并茂、更新及时，对农村居民、老年人、慢性病患者等群体适用度更高，宣传效果更好，能够迅速有效地提升人群对疾病的严重性、易感性等的认知水平，提高慢性病人群采取健康行为的信心。此外，乡政府和村委会等基层政府部门应当协调资金，加大基础设施建设，提供安全有效的体育锻炼设施设备，村委会也可在此基础上组织年度/季度老年人趣味体育比赛，比赛项目适宜老年人群和慢性病人群，既促进社区、村内团结，又培养了慢性病人群体育锻炼的兴趣，降低其体育锻炼的难度和风险。

家庭医生团队要把健康教育放在初级卫生保健的首要地位，在健康教育和随访服务中，应当重点加强对慢性病人群的健康知识培训，提升其对疾病和危险因素严重性的认知水平；增加开展对慢性病人群的情绪、心理疏导工作，增强慢性病人群采取健康行为的自信心；向慢性病人群印发健康行为宣传册，主要包括日常饮食注意项、体育锻炼推荐方式和时长、吸烟饮酒的危害、如何调节心情和维护人际关系等内容，指导签约对象正确采取健康行为，降低其采取健康行为的难度。

4. 有针对性开展签约对象健康行为改善工作　本研究发现调查对象中女性的健康行为水平略高于男性，文化程度较高的人群健康行为水平更高，提示家庭医生在开展对签约对象的健康促进与指导工作中，应考虑到不同人群的认知及行为能力基础，针对不同的性别或文化程度人群的健康行为实施不同内容、程度的改善指导工作。

针对不同性别的人群健康行为认知及能力差异性，考虑到农村地区女性在家庭饮食和关系维护中占有重要的地位，负责家庭饮食和家庭成员心理疏导等工作，家庭医生应当重点加强对女性签约对象的合理膳食与心理健康等健康行为的指导，而一般情况下，男性吸烟、饮酒率更高，家务参与率较低，家庭医生应重点加强对男性签约对象的适量运动与控烟限酒等健康行为的指导。

针对不同文化程度的人群健康认知及能力差异性，家庭医生团队可根据日常工作与签约对象的接触、现有相关学术研究结果，对工作地区范围内已签约人群的健康知识或健康行为提升技巧的认知水平、接受能力等加以评估分级，分级应以2～3等级为宜，过少缺乏分级效果，过多则会让后期工作更加烦琐，加剧家庭医生工作负荷。后期，家庭医生应就各人群认知及接受能力评估分级，对不同人群开展不同强度的健康行为指导促进工作，例如，针对低等级健康认知及知识接受能力的人群，适当增加健康教育和随访频次，而针对健康知识认知与行为能力水平较高的人群，应在对其开展的健康教育等工作的原有基础上，督促其通过自我学习等方式持续改善健康行为。

七、小　　结

本章研究调查了农村家庭医生签约下慢性病人群健康行为状况，通过家庭医生健康指导工作评估及患者健康行为水平评估，综合考量家庭医生签约服务对慢性病人群健康行为促进的相关工作（健康教育、健康监测、社区健康支持等）开展情况及效果，并与农村家庭医生签约服务期望的目标进行比较分析，探寻家庭医生签约服务引导慢性病人群的健康行为的方式方法及相关因素，从而为家庭医生团队干预慢性病人群健康活动提供指导，为推动慢性病人群健康行为促进工作提供主要改进方向，为政府制定家庭医生健康促进相关政策提供指导性依据。

第八章　提升农村家庭医生签约服务质量的对策与展望

一、农村家庭医生签约服务总体情况

本研究总体上以 5GAP 模型为基础，构建基于差距补救的家庭医生签约服务质量评价与改进分析框架，编制含可及性、横向连续性、纵向连续性、综合性服务、技术性和经济性 6 个维度的量表。在此基础上，对江苏省 3 个区/县的 60 岁以上有糖尿病或高血压的老年签约患者、管理者、基层医务人员进行现场调查，2019 年共完成患者有效问卷 1746 份、管理者有效问卷 117 份、基层医务人员有效问卷 586 份和 63 份访谈，2020 年共完成患者有效问卷 1806 份和 52 份访谈。研究人员对收集到的定量和定性资料开展综合分析，发现签约居民感知质量水平低于其期望的水平，签约居民的感知与期望之差的绝对值由大到小排序为：纵向连续性、经济性、技术性、可及性、综合性服务、横向连续性；管理者低估居民对签约服务质量的期望水平（除纵向连续性题项）；质量标准差距、服务绩效差距和承诺差距则由访谈分析原因。患者门诊服务利用率提高，住院率下降，随访利用率低，感知质量提升，续签率达 93.3%。

（一）服务质量尚未达到居民期望，部分领域需重点提升

签约居民感知服务质量差距（差距 5），即签约居民对服务的感知与其期望之间的差距。此差距为服务质量差距理论模型中的核心差距，其产生的原因为其他四个差距单一或混合作用的结果，故而对这一差距的补救，需从其他四个差距出发。因此，本研究首先对这一差距进行讨论。

本研究中服务质量评价结果表明，总体上，签约居民对当前家庭医生签约服务质量的感知水平低于其期望的水平，家庭医生签约服务质量尚未达到签约居民期望的水平，还有待进一步提升，这与国内其他学者的研究结论一致。

维度层面上，签约居民的感知与期望之差的绝对值由大到小排序为：纵向连续性、经济性、技术性、可及性、综合性服务、横向连续性；题项层面上，可及性、横向连续性和综合性服务维度下的题项多表现为居民期望水平高且感知水平

也高，技术性和经济性维度的部分题项表现为居民期望水平高但感知水平较低。

结合前述分析结果，本研究认为应针对家庭医生签约服务质量现状，尤其是影响服务质量提升的重点领域加以重点关注，即服务的纵向连续性、经济性、技术性方面。

（二）缺乏调研与沟通，管理者感知期望差距存在

本书调查结果表明，管理者对签约居民期望的认知偏差在多个服务项目中普遍存在。分析此差距产生的原因，可能是管理者与签约居民之间沟通不畅或对签约居民的期望存在固有意识和理解偏差，导致其不能明确签约居民的期望，如管理者可能比较看重脑卒中签约患者的疾病控制率，而相对忽略脑卒中患者对缓解自身焦虑心态的需求和期望。也可以说，导致管理者对签约居民感知期望差距的直接原因是相关调研不充分，缺乏有效的信息沟通。

医患之间关于医学知识的信息不对称问题常被提及，却鲜少有人意识到医疗服务提供方对需方的医疗服务期望和需求认知的偏差。相对于医患之间关于医学知识的信息不对称，研究人员认为后一种关于供需方期望认知的信息不对称更容易被弥合。

（三）服务项目设计不够科学，质量标准差距存在

质量标准差距产生的原因可能主要包括服务设计本身的问题和服务标准设计的程序及制度问题。其中，前者表现为家庭医生签约服务开发过程缺乏系统性、服务设计与服务定位联系不紧密、服务设计模糊等现状；后者表现为服务质量标准的制定者为远离一线的管理者而非在一线提供服务的家庭医生，或者即使管理者明确患者的期望，但标准的制定依旧是从满足机构自身角度，而非患者需求角度出发。

本研究访谈资料中体现的家庭医生意见征求不普遍不充分、签约服务内容对居民吸引力不大、部分签约服务项目欠缺基层操作可行性等问题，在一定程度上验证了质量标准差距的存在原因和研究人员对此差距产生原因的猜测。一项在四川农村地区进行的研究也指出了签约服务包存在设计上的不科学，表现为签约服务的基本内容以体检、患者转诊等初级服务为主，与当地基本公共卫生服务存在着较大的重合，缺少个体化健康管理这一签约服务的独有服务形式。因此，家庭签约医生服务包设计内容，应当在事先广泛调研民意的基础上制定，所包含的服务内容应与居民当下需求紧密结合，并且与基层医生提供服务的能力相匹配。同时，签约服务不宜"一刀切"，应当在执行过程中从实际出发，在与签约居民充分沟通的基础上灵活变动。

（四）基层服务能力和服务积极性不足，服务绩效差距存在

服务绩效差距是服务传递与质量标准之间的差距，其产生的原因可能是：一方面，客观上，家庭医生签约服务提供方的资源和能力不够；另一方面，主观上，家庭医生不愿意、不认真执行服务包和服务规范。

通过分析管理者和乡村家庭医生的访谈资料，研究人员了解到，部分人认为家庭医生主观方面存在问题，原因主要是当前激励机制不足以调动家庭医生工作的积极性，如经济激励不够。而更多的学者提到了造成服务绩效差距的客观上的问题和原因，主要是：①基层家庭医生数量紧缺，与超负荷的工作量难以匹配，进而导致提供服务吃力；②基层家庭医生服务能力欠缺，如家庭医生的医学专业知识不足，诊疗水平有限，老龄化问题突出，甚至不少家庭医生为返聘村医，信息化操作技能欠缺。

这些主、客观因素与我国其他学者的研究一致。例如，新疆某市的一项研究认为基层存在家庭医生人力资源短缺、团队建设不足的问题，并建议增加药品和医疗设备、完善家庭医生收入为主的绩效分配制度、重视提高医生服务能力。四川省某市农村家庭医生签约服务的访谈研究结果表明，基层存在服务能力不足、考核机制缺失、设备及药品配备不足等问题。因此，完善家庭医生激励机制、加强基层人力物力资源的投入、强化家庭医生医疗服务能力的提升仍是当前我国更进一步推进家庭医生签约服务的关键工作。

（五）服务宣传欠缺，居民对家庭医生签约服务的认知不够

承诺差距，是服务提供方对签约居民的服务宣传与最终的承诺兑现程度的差距。此差距产生的原因可能是：家庭医生签约服务提供方对签约居民的过度承诺或居民对宣传内容的理解偏差，导致签约居民在接受签约服务时产生期望落差，进而产生被欺骗感并心生不满。

而在本调研中，研究人员发现尽管签约居民实际上享受着随访、血压血糖监测、健康宣教等服务，但大部分受访者表示对家庭医生签约服务概念不了解或对具体的服务项目宣传或服务承诺不了解。另外，没有受访者提出有签约服务承诺未兑现的情况，受访者普遍对家庭医生签约服务质量尤其是乡村家庭医生的服务态度表示满意。据此，研究人员认为承诺差距并不是当前导致签约居民不满意的因素。相反地，调研结果在一定程度上反映出家庭医生签约服务宣传不足、居民对家庭医生相关概念和服务项目认知不够的问题，这与国内同类研究一致。冯俊超等的研究还表明，职业、学历都是农村居民了解家庭医生签约服务的影响因素；担忧签约服务质量、对家庭医生式服务不知晓、对家庭医生不信任是农村居民不愿意签约的原因。因此，有必要加强落实对居民的宣传和沟通，使居民更加

明晰家庭医生签约服务能带来的切实优惠，以增加其信任度和获得感。

二、农村家庭医生签约服务对策建议

（一）依据签约居民感知期望差距，重点加强关键质量提升

本研究分析了签约居民的感知期望差距，既了解了当前的家庭医生签约服务质量水平，又明确了服务差距明显的几个领域。后者对于资源投入后的效用最大化意义较大。结合调查结果和我国医改政策导向的实际，研究人员认为可及性、横向连续性及综合性服务维度落实得相对较好，需要继续保持；而纵向连续性、经济性、技术性维度应为下一步家庭医生签约服务质量提升工作的重点。

1. 纵向连续性方面　　调研数据显示双向转诊率并不高，且签约居民对上下转诊的期望水平较低，这意味着签约居民并未认知到双向转诊的重要性。因此，应在加快优化转诊服务、进一步健全基层首诊制的基础上，加强对双向转诊制度的宣传和实施。具体包括：加强宣传，提升居民对纵向服务连续性的科学认识，使其明白上下转诊并非可有可无，而是惠己惠人的举措，使居民逐步建立自主基层首诊、双向转诊的就医认知；完善双向转诊相关制度，使医疗机构和医务人员详知上下转诊的疾病指征和行为操作规范；建立和健全上下转诊服务的激励、考核、监管机制，确保双向转诊制度的有效实施。

2. 经济性方面　　不仅要继续完善支付机制，发挥医保向基层倾斜的杠杆作用，还要注重沟通宣传，使居民掌握和意识到自身所受的优惠，必须使居民尤其是老年居民清楚优惠在哪里，减少其对医疗费用认知方面的误解与偏差，才能真正提升他们的获得感。

3. 技术性方面　　一方面要广纳新鲜血液，这需要政府完善基层人才招聘机制；另一方面要提高现有家庭医生的业务水平，增强其签约服务的综合能力，譬如组织家庭医生到上级医院参加培训学习，召开家庭医生对于常见病和多发病的诊疗经验交流会等工作。当然，提升基层医生的业务能力一直是我国医药卫生体制改革的重点难点问题，任重而道远，还需循序渐进。

（二）加强调研与沟通，缩小管理者感知期望差距

对于签约居民合理的期望，应当通过提升服务质量予以满足。政府或医疗机构首先要意识到这种期望和需求信息偏差的存在，在制定家庭医生签约服务提供项目和行为规范及标准时，不能依靠自身固有意识，而要在居民群体和一线工作的家庭医生中展开其关于医疗卫生服务的期望和需求的认知及倾向调研。调研过程中，要关注签约居民和一线家庭医生的意见和建议，尤其对于居民的抱怨，要

迅速响应，以便及时消除引起不满意的因素。

对于签约居民不合理的期望，应当及时纠正其认知偏差。政府和医疗机构对签约居民的需求和期望也要进行科学评估，并非签约居民所有的需求和期望都得到满足。例如，有些居民因医学知识缺乏等原因，对某些疾病的治疗效果期望过高；或者有患者提出的服务要求超过现实条件许可、服务提供者难以做到等等。这种情况下，不可能盲目为满足需求和期望而填补差距，但可以通过适当的沟通交流，纠正居民不合理的期望认知。

（三）科学制定服务项目和规范，缩小质量标准差距

减少质量标准差距，需要确保服务设计的系统性，以及服务设计与服务定位联系的紧密性，充分考虑签约居民的实际医疗服务需求，邀请一线家庭医生参与制定服务质量标准，从而制定条理清晰、可操作性较强的家庭医生签约服务包和服务规范。需要注意的是，当前每个地区的医生数量、服务结构、服务半径及卫生基础设施资源配置存在差异，故没有一种签约服务模式和服务包能够放之四海而皆准。因此，在家庭医生签约服务包及有关质量标准和规范的制定中，绝不能一刀切，要结合当地服务人口与基层医务人员配备情况，以及当地的家庭医生服务团队的能力、资源等情况进行设计，并不断进行调整完善。

（四）提升基层服务能力和服务积极性，缩小服务绩效差距

强化基层服务能力，加强对家庭医生签约服务提供方的激励和约束仍是下一阶段家庭医生制度推进过程中重点难点工作。一方面，要解决家庭医生客观上不能解决的问题。如前述所说，家庭医生签约服务的内容与服务的标准要充分考虑基层实际情况。要根据基层服务能力科学设计家庭医生签约服务包，科学考量和调整服务标准及规范，合理划分家庭医生工作范围，根据实际服务需求动态调整家庭医生工作量。同时，按需匹配家庭医生签约服务所需的基础设施设备，并投入资源以能够持续地对其进行维护和完善。另一方面，要解决家庭医生的主观积极性问题。一是要完善家庭医生的物质激励机制，调研中受访的医生对这一点支持度较高；二是完善家庭医生培养和职称晋升机制，要让基层家庭医生看到上升的希望，引导其主动参与学习，自主提升服务能力；三是加强对家庭医生的人文关怀，这种人文关怀继而会传导到患者身上，和谐的医患人文环境也是提升个人工作积极性的巨大推力。

（五）落实服务宣传，提升居民信任度和获得感

本调查结果发现，居民对家庭医生签约服务的概念和具体的项目内容的认知还比较模糊，这不利于签约服务工作的开展。因此，在我国家庭医生制度推进过

程中，应当重视落实签约服务宣传工作。一方面，政府需要加强对家庭医生签约服务提供方的引导、管理和监督，使其依据服务实际，适度承诺，合理宣传，使居民真正理解家庭医生签约服务相关概念，以及具体签约服务项目开展的实惠和意义，从而提升居民信任度和认同感。值得注意的是，在宣传过程中，应当考虑不同地区和不同人群的特异性，选用合适的宣传方式与方法。例如，针对农村或偏远地区的老年群体，可考虑村广播、村委工作者走访交流等宣传手段，而对居住在经济水平和文化水平较高区域的人群，可以使用网络新媒体等手段进行宣传。另一方面，政府和家庭医生签约服务提供方应关注签约居民的投诉、抱怨等反馈信息，及时对居民意见和建议予以解释回应，以缓解其不满情绪。

值得注意的是，家庭医生签约服务作为一种医疗服务，存在着医患双方信息不对称等问题，加上其服务的综合性、连续性等特点，其服务质量的精准测量难度大。针对不同地区、人群，对上述五个差距要进行针对性的具体分析，重点关注核心差距，根据轻重缓急、优先次序，制定相应措施逐步解决。

三、书中研究的创新之处

本书特色在于设计开展了前瞻性追踪评价的调查研究，通过对 2019 年和 2020 年追踪对象发展变化轨迹的调查，可以准确地找出某些规律性特征，从而为本书的研究提供更强有力的循证依据。调研对象为农村地区 60 岁以上签约对象，研究人员通过严谨的调查工具、严格的调查员培训等措施保证调查质量。此外，考虑到追踪调查可能存在失访等情况，故扩大了样本量。具体表现在以下方面。

研究视角方面，一方面，本书将 5GAP 模型的思路和家庭医生签约服务研究内容相结合，不仅拓展了 5GAP 模型理论的应用范围，还丰富了家庭医生签约服务质量的研究视角和方法；另一方面，国内外学者大多采用 SERVQUAL 工具来测量需方感知与期望这一差距，而全面综合定量测量 5GAP 模型中五个差距的研究鲜有报道，本书从 5 个差距角度来评价家庭医生签约服务质量，弥补了当前研究中单一的从供方或需方角度评价服务质量的不足，在研究视角上具有一定创新性。

评价工具方面，本书编制了适合我国本土情况的家庭医生签约服务质量评价量表，具有一定的创新性。国内不同学者或相关组织机构的家庭医生签约服务质量评价的指标体系存在较大差异，国内家庭医生签约服务质量评价的区域碎片化问题突出。由于我国现阶段的家庭医生签约服务内涵与内容尚与国外存在差异，不可直接将国外相关量表用作我国家庭医生签约服务质量的评价工具。基于以上问题，本书在参考国外评价理论与工具的基础上，切实结合我国家庭医生签约服务内容与内涵，通过调查和统计分析，最终形成的正式量表的信度、效度检验结果较为理想，可以作为我国家庭医生签约服务质量的评价工具。

四、小　结

本章依据实证调查的研究结果，归纳总结全书的总体结论，并具体剖析重点内容，研究人员认为应依据签约居民感知期望差距，重点加强关键质量提升；加强调研与沟通，缩小管理者感知期望差距；在科学制定服务项目和规范、缩小质量标准差距等方面提出了针对性的政策建议。最后还总结了书中研究的创新之处和未来研究建议。

（1）在本书量表的研制和应用过程中，调查对象均为农村患糖尿病或高血压的老年签约居民，这一群体对家庭医生签约服务质量的感知具有特殊性，因此量表在城市地区及其他人群中的适用性有待进一步验证。

（2）因国内缺乏既有的权威可靠的家庭医生签约服务质量评价工具，本书未设置校标效度检验，希望后续研究可进一步开展。

（3）由于本书的调查数据来源于对同一人群的两次追踪调查，不可避免地存在失访问题，部分调查内容依赖患者对前一年具体情况的自报回答，因患者认知差异，可能存在偏移，同时存在回忆偏倚的可能性。

（4）本书对医务人员工作积极性、工作效率、工作质量的评价，主要采用医务人员的自我评价，存在一定的主观性，可能存在虚高和过于自信的现象，有待在今后的研究中加以改善。

（5）本书收集的数据为家庭医生签约服务开展后的调研数据，以一个自然年为周期进行调研，然而实际上，健康知识素养的提升、健康行为的转变和健康结果的改善是一个缓慢的过程，需要较长时间的追踪研究。

参 考 文 献

白金文，陈长香，2019. 支持体系对中高龄老年人健康营养和健康运动行为的影响[J]. 中国老
　　年学杂志，39（19）：4851-4854.

包思敏，2012. 社区中老年慢性病患者健康行为管理研究[D]. 南京：东南大学.

鲍勇，2014. 基于家庭医生制度的绩效评价指标和体系研究[J]. 中华全科医学，12（1）：1-3，
　　126.

蔡利强，侯进，2018. "1+1+1" 组合签约对家庭医生服务效果的影响研究[J]. 中国全科医学，
　　21（31）：3814-3817.

曹佃省，谢光荣，2010. 从行为意向到健康行为—健康行为程式模型（HAPA）概述[J]. 中国临
　　床心理学杂志，18（6）：809-812.

曹玉芝，2017. 保护动机理论的护理干预对糖尿病患者血糖监测的影响探究[J]. 实用临床护理
　　学电子杂志，2（28）：30-31.

陈建伟，许信红，罗敏红，等，2016. 广州市居民健康素养现状及影响因素调查[J]. 中国健康
　　教育，32（7）：601-605.

陈江芸，2019. 健康老龄化背景下医养结合模式及老年人健康保障研究[D]. 武汉：华中科
　　技大学.

陈美连，2019. 保护动机理论指导下的 Wagner 分级护理对糖尿病足患者足部状况与生存质量的
　　影响[J]. 护理实践与研究，16（7）：4-6.

陈卫霞，王启，戴冬霞，等，2019. 依托家庭医生服务团队签约管理对社区 2 型糖尿病患者自
　　我管理模式探讨[J]. 心电图杂志（电子版），8（4）：66-68.

陈欣瑶，2017. 济南市天桥区家庭医生医疗服务质量评价研究[D]. 济南：山东财经大学.

陈新权，2013. 某医院医疗服务质量调查与提升对策研究[D]. 成都：电子科技大学.

陈奕君，王雷霞，阎春生，等，2018. 甘肃省重点人群家庭医生服务签约现状及影响因素研究
　　[J]. 现代预防医学，45（19）：3550-3553.

程相东，2017. 农村老年慢性病患者健康自我管理能力对生活质量的影响[J]. 中国当代医药，
　　24（19）：174-177.

邓茜月，张桐，陈倩，等，2019. 社区居民对家庭医生签约服务期望及意愿分析[J]. 管理观察，
　　（18）：58-59.

翟运开，李颖超，赵杰，2018. 远程医疗服务质量影响因素研究：基于服务质量差距模型[J]. 卫
　　生经济研究，35（2）：50-53，56.

丁平俊，2015. 家庭责任医生签约模式下护理干预对老年高血压患者服药依从性及血压控制的
　　研究[D]. 天津：天津医科大学.

杜雪平，董建琴，钱宁，2008. 北京市月坛社区卫生服务中心家庭医生责任制实施效果评价[J].
　　中国全科医学，11（19）：1811-1812.

段宏为，2019. 基于跨理论模型的健康赋能在社区脑卒中患者自我管理行为干预中的应用研究[D]. 南京：南京中医药大学.

冯俊超，李伟，陈志鹏，等，2019. 农村居民对家庭医生签约服务认知及签约意愿分析[J]. 中国卫生事业管理，36（7）：524-526.

符亚静，张艳，赵敬，等，2019. 河南省农村慢性非传染性疾病病人家庭功能现状及影响因素[J]. 护理研究，33（16）：2836-2840.

付晶，2018. 基于 PRECEDE-PROCEED 模式的广州城市社区老年慢性病患者健康教育影响因素研究[D]. 广州：南方医科大学.

高和荣，2018. 签而不约：家庭医生签约服务政策为何阻滞[J]. 西北大学学报（哲学社会科学版），48（3）：48-55.

高娜，杨梦莉，张弛，等，2019. 基于跨理论模型动机访谈对脑卒中患者创伤后应激障碍及健康行为改变阶段效果研究[J]. 中国社会医学杂志，36（1）：39-42.

高文娟，王青青，陈碧华，2017. 家庭医生制度下对社区慢性阻塞性肺疾病（COPD）筛查与康复管理模式探索[J]. 中国医药导刊，19（7）：753-754.

葛高琪，唐楠，陈兆杰，等，2017. 陕西省试点地区居民对家庭医生签约服务与双向转诊的知晓情况和满意度研究[J]. 中国全科医学，20（28）：3493-3497.

郭亚雯，梁莉莉，张振香，2018. 保护动机理论在慢性病病人中的应用现状[J]. 全科护理，16（36）：4499-4501.

郭燕红，2017. 推进分级诊疗，构建连续健康服务[J]. 中国全科医学，20（1）：1-5.

郭振友，石武祥，马明霞，等，2015. 广西桂林市社区老年人健康相关行为现况调查及其影响因素分析[J]. 中华疾病控制杂志，19（7）：701-703，711.

国家卫生和计划生育委员会办公厅，2013. 关于开展乡村医生签约服务试点的指导意见[J]. 中国乡村医药，20（10）：87-88.

国家卫生计生委，国务院医改办，2017. 关于做实做好 2017 年家庭医生签约服务工作的通知[Z]. 2017-05-02.

国家卫生健康委办公厅，2019. 国家卫生健康委办公厅关于做好 2019 年家庭医生签约服务工作的通知[Z]. 2019-04-26.

国家卫生健康委员会，国家中医药管理局，2018. 关于规范家庭医生签约服务管理的指导意见[Z]. 2018-09-29.

国家卫生委员会基层办公厅，2018. 关于做好 2018 年家庭医生签约服务工作的通知[Z]. 2018-03-30.

韩锦，2017. 大学生村官工作行为及激励机制研究：以陕西省为例[D]. 杨凌：西北农林科技大学.

何美坤，刘晓君，毛宗福，2019. 健康相关行为影响因素[J]. 中华流行病学杂志，40（3）：366-370.

何文雅，许信红，陈建伟，等，2016. 广州市健康村居民健康知识、行为和技能现况及其影响因素分析[J]. 中国健康教育，32（4）：318-321.

何永霞，2019. 延续护理对高血压患者自我护理能力和健康行为的影响[J]. 全科口腔医学杂志（电子版），6（31）：102，104.

贺哲，邵飘飘，邵天，等，2018. 湖北省基于家庭医生视角的家庭医生签约服务开展影响因素及对策研究[J]. 中国全科医学，21（28）：3447-3452.

侯进，陆新建，蔡利强，2016. 农村社区家庭医生责任制服务效果评价与对策探讨[J]. 中国全科医学，19（10）：1137-1142.

胡晶晶，张伟宏，罗婉丽，等，2019. 行为改变理论应用于慢性病病人护理干预的研究进展[J]. 循证护理，5（9）：804-806.

胡俊峰，蔡惠勇，徐虹霞，等，2014. 家庭医生岗位绩效考核指标体系的构建[J]. 中国卫生资源，17（3）：229-232.

胡文丽，郑海霞，曾峥，2018. 基于保护动机理论的护理干预对糖尿病患者血糖监测各项指标的影响[J]. 当代医学，24（27）：56-57.

胡月，陈福宽，龚磊，等，2013. 农村居民生活方式及健康行为调查[J]. 中国公共卫生，29（6）：796-798.

户丽艳，苏晓丽，杨丽红，2019. 跨理论模型对冠心病患者自我效能、健康信念和健康行为的影响分析[J]. 中国卫生产业，16（5）：54-55.

黄枋生，陈少芬，2019. 基层医防融合的短板和对策[J]. 医师在线，9（14）：16.

黄蛟灵，梁鸿，张宜民，等，2016. 家庭医生满意度影响因素分析[J]. 中国卫生资源，19（6）：507-511.

黄琦程，陆方，陈雯，等，2016. 医院患者对分级诊疗的认知调查及意愿分析[J]. 中国初级卫生保健，30（7）：1-3, 34.

黄小梅，王玮，苟晓英，等，2015. 攀枝花市少数民族与汉族初中生健康相关行为对比分析[J]. 实用预防医学，22（1）：48-51.

黄艳，汪春华，2019. 计划行为理论在老年患者跌倒健康教育中的应用效果[J]. 中国临床护理，11（3）：233-237.

汲进梅，尹爱田，桑新刚，等，2009. 农村居民健康相关生活行为方式研究[J]. 中国初级卫生保健，23（2）：1-3.

纪瑞云，2015. 北京市居民与社区医务人员对家庭医生式服务的认知及签约情况研究[D]. 合肥：安徽医科大学.

江丽姣，于倩倩，尹文强，等，2018. 我国居民慢性病变化趋势分析：基于国家五次卫生服务调查报告[J]. 中国卫生事业管理，35（11）：874-876, 880.

江萍，赵晓鸣，徐蕾，等，2012. 上海市长宁区家庭责任医生制度设计与实施方案[J]. 中国卫生政策研究，5（6）：9-13.

蒋品雨，2017. 工商银行"融e购"电商平台服务质量调查研究：基于服务质量差距模型[D]. 合肥：安徽大学.

靳婕，周颖清，2011. 全科团队服务模式下社区护士与全科医生工作内容的研究[J]. 中国全科医学，14（34）：3899-3902.

荆媛，景琳，潘宇佳，等，2014. 乡村医生签约服务实践研究[J]. 中国卫生事业管理，31（11）：847-849.

康烁，2015. 基于保护动机理论的护理干预对糖尿病患者血糖监测知识、行为、生化指标的影响[D]. 石家庄：河北医科大学.

匡莉，梁媛，梅洁，等，2016. 全科医疗特征功能测量工具基础保健评价工具-成人简短版在我国的适用性研究[J]. 中国全科医学，19（7）：813-818, 823.

雷光青，2017. 健康行动研究的理论基础与经典行为改变理论的对比解析[J]. 中国健康教育，33（8）：764-767.

李芳，2018. 基于保护动机理论的护理干预对糖尿病患者血糖监测知识、行为、生化指标的影响研究[J]. 中国当代医药，25（15）：150-152, 156.

李辉，付译节，朱天民，等，2014. 家庭医生服务质量评价体系构建初探[J]. 卫生软科学，28（2）：98-99.

李科平，2014. 家庭医生制服务模式下工作评价指标体系的构建研究：基于上海市 Q 区家庭医生制服务调研数据[D]. 上海：东华大学.

李玲，2018. 分级诊疗的基本理论及国际经验[J]. 卫生经济研究，35（1）：7-9.

李媚珍，潘美珠，苏琼英，等，2014. 家庭医生服务模式下社区护士工作现状调查[J]. 护理学报，21（1）：37-39.

李倩. 2017. 基于服务质量差距模型的山西 A 旅游企业服务质量管理研究[D]. 太原：山西财经大学.

李瑞，孙桐，2018. 慢性病健康促进干预研究进展[J]. 健康教育与健康促进，13（4）：293-296.

李秀芹，秋增超，罗桂华，2015. 陕西省基层医务人员激励机制的满意度调查研究[J]. 中国医学伦理学，28（4）：635-638.

李亚运，苗豫东，杨帆，等，2015. 农村慢性病患者就医行为及其影响因素研究进展[J]. 中国卫生事业管理，32（8）：617-618，639.

李亚运，杨帆，陈鸣声，等，2016. 新医改前后江苏省农村慢性病患者就诊情况和首诊机构选择研究[J]. 南京医科大学学报（社会科学版），16（1）：1-4.

李一陵，2018. 提高家庭医生服务质量 增强民众获得感[J]. 中国卫生人才，（2）：14-15.

李永利，2009. 基于 5GAP 模型的旅行社服务质量差距分析与对策探讨[J]. 现代商业，（36）：142-143.

李忠民，2010. 湖南省居民健康素养现状及影响因素研究[D]. 长沙：中南大学.

李众，2020. 中国农村老年人社会支持现状及影响因素研究[D]. 郑州：郑州大学.

梁鸿，贺小林，2017. 中国家庭医生制度探索与改革的长宁模式[J]. 中国卫生政策研究，10（10）：1-2.

林盛强，王金明，2018. 开展家庭医生预约门诊服务对高血压合并糖尿病患者管理的效果分析[J]. 海南医学，29（12）：1759-1762.

林滢宇，张升超，余信国，等，2017. 基于 PCAT 量表分析社区卫生服务质量对高血压患者管理效果的影响[J]. 中国社会医学杂志，34（4）：369-371.

林毓铭，肖丽莹，2019. 中国老年人医疗支出影响因素：基于安德森模型[J]. 中国老年学杂志，39（6）：1479-1482.

刘彩茵，何婷婷，王全，2019. 基层医务人员的家庭医生签约服务政策响应度及工作满意度研究[J]. 中国全科医学，22（10）：1160-1164.

刘春平，陈添华，李巧，等，2017. 海南省家庭医生服务现状和职业满意度调查研究[J]. 经济研究导刊，（12）：95-96，102.

刘国峰，孙美平，王智勇，等，2016. 城镇化水平与慢性病及健康相关行为的关联分析[J]. 北京大学学报（医学版），48（3）：478-482.

刘建新，乔岩，甘勇，等，2020. 深圳市签约居民对家庭医生服务的评价及续签意愿研究[J]. 中国全科医学，23（1）：40-44，50.

刘利群，2017. 基层卫生发展 提升服务能力是关键[J]. 中国全科医学，20（4）：379-382.

刘姗姗，葛敏，江萍，等，2018. 签约居民对家庭医生签约服务的认知与利用研究[J]. 中国全科医学，21（4）：411-414.

刘夏梓，薛秦香，贾利利，2017. 陕西省安康市城市居民对家庭医生服务的满意度分析[J]. 中国医学伦理学，30（9）：1146-1150，1163.

刘宇伟，吕淑荣，2018. 个人健康行为改变主要理论及其整合应用[J]. 中国健康教育，34（3）：284-287.

卢慧敏，黄琦，苗春霞，等，2019. 家庭医生职业认同、职业倦怠与隐性缺勤的关系研究[J]. 中国卫生资源，22（2）：127-131.

卢慧敏，黄琦，杨丹丹，等，2019. 家庭医生团队职业倦怠现状及影响因素研究[J]. 中国全科医学，22（10）：1223-1228.

卢慧敏，杨丹丹，苗春霞，等，2018. 基于 PLS-SEM 的家庭医生工作生活质量、职业认同与隐性缺勤的关系研究[J]. 中国全科医学，21（28）：3436-3442.

陆萍，朱杰，金敏洁，等，2018. 以家庭医生为核心的社区卫生服务模式的构建与成效分析[J]. 中国全科医学，21（28）：3430-3435.

罗琴，梁海伦，2020. 基于慢性病护理模式的家庭医生制度推进现实问题分析[J]. 中国全科医学，23（14）：1833-1838.

吕繁，顾湲，1995. 家庭 APGAR 问卷及其临床应用[J]. 国外医学（医院管理分册），12（2）：65-69.

马鹤楠，何玲，田可，2019. 基于保护动机理论的健康教育对乳腺癌患者术后功能恢复的依从性和效果观察[J]. 中国肿瘤临床与康复，26（10）：1259-1261.

马天娇，李晶华，张莉，等，2019. 家庭医生签约服务模式下长春市某城区社区医务人员的工作满意度及影响因素调查[J]. 医学与社会，32（2）：30-33，51.

孟凯，2016. 中老年慢性病患者健康素养、社会支持与健康状况的相关性研究[D]. 延吉：延边大学.

苗豫东，2013. 基于安德森卫生服务利用模型的农村 2 型糖尿病病人随访服务利用分析[D]. 武汉：华中科技大学.

牛玉敬，2016. 广州市试点地区家庭医生式服务现况及影响因素研究[D]. 广州：南方医科大学.

钱湘云，2012. 保护动机理论在社区老年高血压患者健康行为中的应用[D]. 南通：南通大学.

秦静，刘聿秀，周亚霖，等，2020. 山东省城市社区老年慢性病患者健康相关行为状况及其影响因素[J]. 医学与社会，33（9）：67-71.

邱宝华，黄蛟灵，梁鸿，等，2016. 家庭医生签约服务利用与满意度的比较研究[J]. 中国卫生政策研究，9（8）：31-36.

仇洪星，2017. 江苏省老年人群的生命质量状况及卫生服务利用研究[D]. 南京：南京中医药大学.

瞿先国，王晓迪，胡俊江，等，2016. 基于计划行为理论的居民健康自我管理行为影响因素探析[J]. 健康研究，36（5）：506-509.

沈美，卞俊，陈淑琴，等，2018. 上海市家庭医生团队成员对社区药学服务的认知、评价和需求调查[J]. 中国药房，29（13）：1841-1844.

沈鹏悦，刘晓珊，李瑞锋，2017. 我国家庭医生签约服务发展现状分析[J]. 中国医药导报，14（26）：169-172.

沈琦，刘帅，崔恒清，等，2019. 上海市闵行区家庭医生工作压力与职业倦怠状况研究[J]. 中国全科医学，22（31）：3815-3818，3829.

盛吉莉，2015. 基于评价的乡村医生签约服务付费机制设计研究[D]. 合肥：安徽医科大学.

史华伟，李娟，梁亚浩，2020. 新型家庭医生签约服务制度下无锡市老龄人口社区医疗服务机构首诊情况及影响因素研究[J]. 中国全科医学，23（18）：2318-2323.

宋娉，2018. 保护动机理论在糖尿病高危足患者自我管理中的应用研究[D]. 昆明：昆明医科大学.

孙春梅，张宁，田瑾，2014. 上海市某社区居民就医行为调查[J]. 上海医药，35（18）：21-23，47.

孙华君，2017. 天津市签约家庭医生服务实施后患者满意度调查[J]. 中国初级卫生保健，31（10）：31-32.

孙建波，赵莹，贾存波，等，2019. 北京市某社区家庭医生签约现状及服务利用分析[J]. 中国医院管理，39（7）：74-75.

孙立樵，冯致筌，2002. 现代领导学教程[M]. 北京：中共中央党校出版社：230-250.

孙路，王华，车晓怡，等，2019. 健康教育在家庭医生 1+1+1 签约服务下的高血压管理中的应用效果研究[J]. 中国社区医师，35（2）：184-185.

唐国宝，姜杰，2018. 厦门市 "三师共管" 家庭医生签约模式的实践与效果探讨[J]. 中华全科医师杂志，17（7）：510-513.

唐圆圆，魏晓瑶，高东平，2015. 国外家庭医生服务模式[J]. 中国初级卫生保健，29（2）：9-11.

田常俊，2014 基于患者体验的医疗服务质量评价研究[D]. 武汉：华中科技大学.

田彦，2018. 保护动机理论在健康行为促进和疾病管理中的应用进展[J]. 护理研究，32（24）：3845-3847.

田彦，张建欣，许燕，等，2017. 基于保护动机理论患者护理的应用进展[J]. 护理学报，24（22）：23-27.

王冬阳，陈永年，方佩英，等，2018. 江苏省家庭医生签约服务工作现状及满意度研究[J]. 中国全科医学，21（19）：2297-2302.

王海鹏，孟庆跃，2012. 基层卫生人员工作时间分布研究[J]. 中国初级卫生保健，26（11）：4-6.

王佳骏，2018. 安徽 A 县农村家庭医生签约服务现状、问题和对策研究[D]. 苏州：苏州大学.

王健，2015. 郊区家庭医生医疗服务质量影响因素研究[D]. 上海：东华大学.

王君妹，张韬，盖红梅，等，2015. 上海市浦东新区惠南家庭医生服务签约、利用与满意度情况调查[J]. 中国初级卫生保健，29（6）：32-33，36.

王良晨，葛敏，江萍，等，2018. 社区居民对家庭医生签约服务的认知与意愿研究[J]. 中国全科医学，21（4）：401-406.

王媚楠，2020. 家庭医生签约服务模式下农村基层医务人员工作现状比较研究[D]. 南京：南京医科大学.

王荣，2016. 医患双方视角下上海社区医院服务质量研究[D]. 上海：上海工程技术大学.

王荣英，张金佳，赵稳稳，等，2018. 石家庄市社区居民对社区卫生服务的满意度及家庭医生签约现状调查[J]. 中国全科医学，21（31）：3896-3900.

王莹，李远，孙晓娈，等，2019. 江苏省基层医疗机构基本药物配备使用状况调查[J]. 南京医科大学学报（社会科学版），19（5）：345-350.

韦琼，张志凯，张衍宁，等，2015. 保护动机理论在糖尿病前期人群中的应用[J]. 现代医院，15（9）：146-149.

温天朗，陈敏生，杜庆锋，2019. 佛山市乡镇居民对家庭医生签约服务的认知与需求调查[J]. 医学与社会，32（1）：93-95，112.

闻人岳庆，2018. 家庭医生签约模式的高血压管理探讨[J]. 中国农村卫生事业管理，38（9）：1160-1161.

吴华汆，黄晓光，冷明祥，等，2015. 江苏省农村居民健康相关行为调查[J]. 中国健康教育，31（5）：443-446.

吴世超，郭婧，胡琳琳，等，2019. 我国 136 家三级医院医护人员工作满意度及其影响因素分析[J]. 中华医院管理杂志，35（4）：296-301.

伍世龙，江仁美，王永真，2017. 保护动机理论措施对糖尿病病人自我监测的影响[J]. 右江医学，45（6）：678-682.

夏明学，2015. 农村公路服务质量评价理论与方法研究[D]. 西安：长安大学.

夏萍，许星莹，周紫霄，等，2009. 广州市居民健康相关行为及影响因素分析[J]. 中国公共卫生，25（11）：1335-1337.

肖蕾，张太慧，张雅莉，等，2018. 分级诊疗视角下家庭医生签约服务"签而不约"的原因及对策研究[J]. 中国全科医学，21（25）：3063-3068.

肖森保，2018. 社区医疗契约服务的签约影响因素及系统反馈管理对策研究[D]. 南昌：南昌大学.

肖淑娴，钟迪浩，陈志强，等，2016. 广州地区患者就诊选择的影响因素分析[J]. 中国医疗管理科学，6（5）：41-45.

谢春艳，胡善联，何江江，等，2012. 社会资本理论视角下的家庭医生制度探讨[J]. 中国卫生政策研究，5（5）：66-69.

谢庭辉，2019. 农村居民慢性疾病的成因及干预措施[J]. 新西部，（12）：162，168.

新华网. 卫生计生委：截至 11 月底全国家庭医生签约服务覆盖 5 亿人[EB/OL]. [2017-12-16]. http：//www. xinhuanet. com/health/2017/12/16/c_1122120074. htm.

熊婷，陈家应，胡丹，等，2018. 南京市浦口区家庭医生签约服务开展现况调研[J]. 中国全科医学，21（33）：4057-4061.

徐金灿，马谋超，陈毅文，2002. 服务质量的研究综述[J]. 心理科学进展，10（2）：233-239.

徐蕾，赵琦，朱敏杰，等，2016. 家庭医生绩效考核指标体系的构建研究[J]. 中国全科医学，19（25）：3028-3032.

徐益荣，王峰，卢玉仙，等，2019. 基于跨理论模型社区慢性病健康行为干预体系的构建[J]. 卫生职业教育，37（6）：144-146.

许航，曹志辉，吴爽，2018. 基于内容分析法的我国家庭医生签约服务政策分析[J]. 中国全科医学，21（22）：2647-2654.

许日祥，解雪峰，李姝婷，等，2018. 基层医疗卫生机构药品供应现状及短缺因素分析：以安徽省为例[J]. 中国卫生政策研究，11（3）：78-82.

薛秦香，雷梦微，孙彦，等，2017. 社区家庭医生签约服务面临问题及相关政策研究[J]. 中国医学伦理学，30（1）：105-108.

杨阳，2017. 广州市家庭医生式服务的效果评价研究——以某两区为例[D]. 广州：南方医科大学.

杨阳，柳琳瑶，师璐，等，2017. 广州市社区医务人员家庭医生式服务认知调查[J]. 医学与社会，30（3）：13-15，25.

杨阳，师璐，何少峰，等，2017. 不同岗位社区医务人员对家庭医生式服务认知调查[J]. 广东医学，38（21）：3337-3340.

杨园争, 2018. "健康中国2030" 与农村医卫供给侧的现状、困境与出路: 以H省三县（市）为例[J]. 农村经济,（8）: 98-103.

佚名, 2018. 辽宁: 取消全人群签约服务率考核[J]. 中国社区医师, 34（25）: 11.

殷东, 张家睿, 王真, 等, 2018. 中国家庭医生签约服务开展现状及研究进展[J]. 中国全科医学, 21（7）: 753-760.

元国志, 杨成林, 陈明清, 等, 2014. 陕西省安康市居民健康相关行为及影响因素分析[J]. 现代生物医学进展, 14（20）: 3884-3887.

袁立, 周昌明, 江萍, 等, 2014. 上海市 "长宁模式" 下的家庭医生工作现状和职业满意度调查研究[J]. 中国全科医学, 17（28）: 3391-3393, 3398.

曾繁英, 周秀梅, 2019. 跨理论模型健康教育对老年复杂性肾结石患者健康行为变化的影响[J]. 岭南现代临床外科, 19（1）: 122-125.

张丹, 顾卫东, 2018. 提高基层医疗卫生服务能力和质量, 做实家庭医生签约服务[J]. 中国卫生产业, 15（27）: 87-89.

张建文, 张立群, 田云, 2013. 家庭契约制服务发展前景与瓶颈[J]. 中国煤炭工业医学杂志, 16（5）: 843-845.

张健兰, 吴向丹, 2005. 基于SERVQUAL模型的图书馆服务质量评价实证研究[J]. 图书馆理论与实践,（3）: 91-93.

张磊, 张虹, 2017. 创新社区用药服务模式, 建立安全用药服务机制[J]. 中国医药导报, 14（36）: 153-156.

张明霞, 马向莉, 宗玉霞, 等, 2019. 家庭签约医生现状及解决措施的研究: 以豫西南地区为例[J]. 卫生职业教育, 37（20）: 138-140.

张荣荣, 李晓春, 2018. 我国家庭医生制服务中存在的问题及对策分析[J]. 中国药物经济学, 13（6）: 105-108.

张田, 苗豫东, 顾建钦, 2020. 郑州市家庭医生签约服务利用现状及满意度研究[J]. 中国全科医学, 23（1）: 45-50.

张学慧, 张宁, 2015. 基于保护动机理论的护理干预对2型糖尿病病人用药依从性及生活质量的影响[J]. 护理研究, 29（36）: 4497-4500.

张亚丽, 2018. 河北银行献县支行服务质量评价与提升研究[D]. 石家庄: 河北科技大学.

张一, 史占彪, 张立英, 等, 2013. 挑战性-阻断性压力量表在职业群体中的试用[J]. 中国心理卫生杂志, 27（5）: 384-388.

张周斌, 薛振香, 马蒙蒙, 等, 2017. 新疆喀什地区维吾尔族人群慢性病相关知识、态度和行为现状调查及影响因素分析[J]. 中华流行病学杂志, 38（6）: 715-720.

张卓, 张海明, 尹爱田, 等, 2018. 基于Anderson模型的山东省农村高血压患者预防保健和卫生服务利用的影响因素分析[J]. 医学与社会, 31（10）: 1-4.

赵建功, 张向东, 王敏, 等, 2015. 北京市西城区家庭医生式服务签约居民续约意愿及影响因素研究[J]. 中国全科医学, 18（28）: 3417-3422.

赵宁, 2018. 契约式社区医疗服务的利益博弈与优化策略研究[D]. 南昌: 南昌大学.

赵盼盼, 2019. 基于5GAP模型的农村家庭医生签约服务质量评价研究[D]. 南京: 南京医科大学.

赵希茜, 2018. 南京市某区部分慢性病患者利用家庭医生·签约服务现状研究[D]. 南京: 南京医科大学.

赵晓玲, 2019. 基于保护动机理论的护理干预对老年糖尿病患者自我护理能力的影响[D]. 太原: 山西医科大学.

赵晓玲, 董新寨, 2019. 基于保护动机理论的护理干预对老年糖尿病病人血糖和自我护理能力的影响[J]. 护理研究, 33 (20): 3616-3619.

赵越, 左延莉, 吴彩媛, 等, 2019. 基于供方视角的广西家庭医生签约服务工作现状和满意度调查[J]. 卫生软科学, 33 (5): 63-66, 87.

郑培雯, 2018. 居民健康相关行为的分布及聚集性研究[D]. 杭州: 浙江大学.

郑颖来, 梁辑, 杨斌, 等, 2019. 基于理性行动理论的健康教育对痛风性肾病患者知识、态度和行为改变的作用[J]. 中国健康教育, 35 (7): 654-657.

中国健康管理协会, 2020. 慢性病健康管理规范 (T/CHAA 007-2019) [J]. 中国慢性病预防与控制, 28 (1): 1-2.

周华, 蒋天武, 葛承辉, 等, 2018. "杭州市医养护一体化签约服务"专家主题研讨[J]. 中国全科医学, 21 (S1): 305-310.

周晓容, 邓靖, 彭美华, 2018. 农村地区家庭医生签约服务现状及对策研究[J]. 卫生经济研究, 35 (4): 52-55.

周言, 2015. 昌吉市家庭医师签约制服务现况研究[D]. 乌鲁木齐: 新疆医科大学.

周玉琰, 2018. 城乡居民的医疗支出影响因素问题研究: 基于 CHNS 的实证[D]. 武汉: 华中师范大学.

周苑, 江启成, 2017. 我国分级诊疗背景下家庭医生服务研究的现状及问题探讨[J]. 中国农村卫生事业管理, 37 (6): 633-636.

朱颖, 林伟良, 杜丽君, 2014. 绩效考核管理体系在家庭医生服务模式中的应用[J]. 中国农村卫生事业管理, 34 (11): 1345-1347.

Aira M, Mäntyselkä P, Vehviläinen A, et al, 2010. Occupational isolation among general practitioners in Finland[J]. Occupational Medicine, 60 (6): 430-435.

Ajzen I, 1991. The theory of planned behavior[J]. Organizational Behavior and Human Decision Processes, 50 (2): 179-211.

Al Fraihi K J, Latif S A, 2016. Evaluation of outpatient service quality in Eastern Saudi Arabia. Patient's expectations and perceptions[J]. Saudi Medical Journal, 37 (4): 420-428.

Ameh P O, Yakubu K, Miima M, et al, 2019. Lifestyle, cardiovascular risk knowledge and patient counselling among selected sub-Saharan African family physicians and trainees[J]. African Journal of Primary Health Care & Family Medicine, 11 (1): e1-e15.

Andersen R, Davidson P, 2007. Improving Access to Care in America: Individual and Contextual Indicators[J]. Changing the U. S. Health Care System: 3-31.

Aoki T, Inoue M, Nakayama T, 2016. Development and validation of the Japanese version of primary care assessment tool[J]. Family Practice, 33 (1): 112-117.

Arcuri R, Bulhões B, Jatobá A, et al, 2020. Gatekeeper family doctors operating a decentralized referral prioritization system: uncovering improvements in system resilience through a grounded-based approach[J]. Safety Science, 121: 177-190.

Arndt B G, Beasley J W, Watkinson M D, et al, 2017. Tethered to the EHR: primary care physician workload assessment using EHR event log data and time-motion observations[J]. Annals of Family Medicine, 15 (5): 419-426.

Bishop T F, Press M J, Mendelsohn J L, et al, 2013. Electronic communication improves access, but barriers to its widespread adoption remain[J]. Health Affairs (Project Hope), 32 (8): 1361-1367.

Bresick G F, Sayed A R, Le Grange C, et al, 2016. Western cape primary care assessment tool (PCAT) study: measuring primary care organisation and performance in the western cape province, South Africa (2013) [J]. African Journal of Primary Health Care & Family Medicine, 8 (1): e1-e12.

Carek P J, 2019. Declining presence of family physicians in hospital-based care: a major concern or totally makes sense?[J]. The Journal of the American Board of FamilyMedicine, 32 (6): 768-770.

Carek P J, Diaz V, Dickerson L M, et al, 2012. Preparation for practice in family medicine: before and after duty hours[J]. Family Medicine, 44 (8): 539-544.

Cavanaugh M A, Boswell W R, Roehling M V, et al, 2000. An empirical examination of self-reported work stress among U. S. managers[J]. The Journal of Applied Psychology, 85 (1): 65-74.

Center for Disease Control and Prevention. Ambulatory health care data [EB/OL]. [2019-11-10]. http: // www. cdc. gov/nchs/ahcd/index.

Center for Disease Control and Prevention. Hospital admission, average length of stay, outpatient visits, and outpatient surgery, by type of ownership and size of hospital: United States, selected years 1975 – 2015 [EB/OL]. [2019-11-10]. http: // www. cdc. Gov /nchs /data /hus /2017 /082.

Cohidon C, Wild P, Senn N, 2019. Practice organization characteristics related to job satisfaction among general practitioners in 11 countries[J]. Annals of Family Medicine, 17 (6): 510-517.

Cronin J J Jr, Taylor S A, 1992. Measuring service quality: a reexamination and extension[J]. Journal of Marketing, 56 (3): 55-68.

D' Avila O P, da Silva Pinto L F, Hauser L, et al, 2017. The use of the primary care assessment tool (PCAT): an integrative review and proposed update[J]. Ciencia & Saude Coletiva, 22 (3): 855-865.

Donabedian A, 1983. The criteria and standards of quality[J]. Journal of Ambulatory Care Management, 6 (2): 80.

Dopeykar N, Bahadori M, Mehdizadeh P, et al, 2018. Assessing the quality of dental services using SERVQUAL model[J]. Dental Research Journal, 15 (6): 430-436.

Dupuits F M H M, Hasman A, Pop P, 1998. Computer-based assistance in family medicine[J]. Computer Methods and Programs in Biomedicine, 55 (1): 39-50.

Evashwick C, Rowe G, Diehr P, et al, 1984. Factors explaining the use of health care services by the elderly[J]. Health Services Research, 19 (3): 357-382.

Fan L H, Gao L, Liu X, et al, 2017. Patients' perceptions of service quality in China: an investigation using the SERVQUAL model[J]. PLoS One, 12 (12): e0190123.

Fisher J D, Fisher W A, 1992. Changing AIDS-risk behavior[J]. Psychological Bulletin, 111 (3): 455-474.

Forouzanfar M H, Afshin A, Alexander L T, et al, 2015. Global, regional, and national comparative risk assessment of 79 behavioural, environmental and occupational, and metabolic risks or clusters of risks in 188 countries, 1990 – 2013: a systematic analysis for the global burden of disease study 2013[J]. British Dental Journal, 219 (7): 329.

Fracolli L A, Gomes M F P, Nabão F R Z, et al, 2014. Primary health care assessment tools: a literature review and metasynthesis[J]. Ciencia & Saude Coletiva, 19 (12) : 4851-4860.

Gravelle H, Morris S, Sutton M, 2008. Are family physicians good for you? Endogenous doctor supply and individual health[J]. Health Services Research, 43 (4) : 1128-1144.

Gronroos C, 1983. Marketing in service companies[M]. Malmo: Liber: 1-5.

Grönroos C, 1984. A service quality model and its marketing implications[J]. European Journal of Marketing, 18 (4) : 36-44.

Guilbert J J, 2003. The world health report 2002 - reducing risks, promoting healthy life[J]. Education for Health, 16 (2) : 230.

Heider D, Matschinger H, Müller H, et al, 2014. Health care costs in the elderly in Germany: an analysis applying Andersen's behavioral model of health care utilization[J]. BMC Health Services Research, 14: 71.

Hollis J F, Polen M R, Whitlock E P, et al, 2005. Teen reach: outcomes from a randomized, controlled trial of a tobacco reduction program for teens seen in primary medical care[J]. Pediatrics, 115(4): 981-989.

Imo U O, 2017. Burnout and psychiatric morbidity among doctors in the UK: a systematic literature review of prevalence and associated factors[J]. BJPsych Bulletin, 41 (4) : 197-204.

Karim R M, Abdullah M S, Rahman A M, et al, 2016. Identifying role of perceived quality and satisfaction on the utilization status of the community clinic services; Bangladesh context[J]. BMC Health Services Research, 16: 204.

Kehrer B H, Andersen R, Glaser W A, 1972. A behavioral model of families' use of health services[J]. The Journal of Human Resources, 7 (1) : 125.

Kim H K, Lee M, 2016. Factors associated with health services utilization between the years 2010 and 2012 in Korea: using Andersen's behavioral model[J]. Osong Public Health and Research Perspectives, 7 (1) : 18-25.

Lee Y C, Wang Y C, Chien C H, et al, 2016. Applying revised gap analysis model in measuring hotel service quality[J]. SpringerPlus, 5 (1) : 1191.

Lee Y, Kwon S, Moon J J, et al, 2019. The effect of health-related behaviors on disease progression and mortality in early stages of chronic kidney disease: a Korean nationwide population-based study[J]. Journal of Clinical Medicine, 8 (8) : 1100.

Lewis R C, Booms B H, 1983. The marketing aspects of service quality in emerging perspectives on services marketing[M]//Berry L, Shostack G, Upah G. Emerging Perspectives in Service Marketing. Chicago: American Marketing Association: 99-107.

Liu S S, Wang L, Zhang T, et al, 2019. Factors affecting the work competency and stability of family doctors in Shanghai: a tracking study[J]. BMC Family Practice, 20 (1) : 95.

Loerbroks A, Weigl M, Li J, et al, 2016. Effort-reward imbalance and perceived quality of patient care: a cross-sectional study among physicians in Germany[J]. BMC Public Health, 16: 342.

Ma T Y, Yang T A, Guo Y L, et al, 2018. Do challenge stress and hindrance stress affect quality of health care? empirical evidence from China[J]. International Journal of Environmental Research and Public Health, 15 (8) : 1628.

McAlister A L, Rabius V, Geiger A, et al, 2004. Telephone assistance for smoking cessation: one year cost effectiveness estimations[J]. Tobacco Control, 13 (1): 85-86.

Miranda F, Chamorro A, Murillo L R, et al, 2010. An importance-performance analysis of primary health care services: managers vs. patients perceptions[J]. Journal of Service Science and Management, 3: 227-234.

Morken T, Rebnord I K, Maartmann-Moe K, et al, 2019. Workload in Norwegian general practice 2018 - an observational study[J]. BMC Health Services Research, 19 (1): 434.

Nørøxe K B, Pedersen A F, Bro F, et al, 2018. Mental well-being and job satisfaction among general practitioners: a nationwide cross-sectional survey in Denmark[J]. BMC Family Practice, 19 (1): 130.

North F, Crane S J, Chaudhry R, et al, 2014. Impact of patient portal secure messages and electronic visits on adult primary care office visits[J]. Telemedicine and e-Health, 20 (3): 192-198.

Ogunsanya M E, Jiang S, Thach A V, et al, 2016. Predictors of prostate cancer screening using Andersen's Behavioral Model of Health Services Use[J]. Urologic Oncology, 34 (12): 529. e9-529529. e14.

Owen K, Hopkins T, Shortland T, et al, 2019. GP retention in the UK: a worsening crisis. findings from a cross-sectional survey[J]. BMJ Open, 9 (2): e026048.

Ozvurmaz S, Mandiracioglu A, 2017. Healthy lifestyle behavior of employees in small and medium-sized enterprises in Aydin, Turkey[J]. Pakistan Journal of Medical Sciences, 33 (2): 404-410.

Parasuraman A, Zeithaml V A, Berry L L, 1985. A conceptual model of service quality and its implications for future research[J]. Journal of Marketing, 49 (4): 41-50.

Parasuraman A, Zeithaml V A, Berry L L, 1988. SERVQUAL: A multiple-item scale for measuring consumer perceptions of service quality[J]. Journal of Retailing, 64 (1): 12-40.

Player M, O'Bryan E, Sederstrom E, et al, 2018. Electronic visits for common acute conditions: evaluation of A recently established program[J]. Health Affairs (Project Hope), 37 (12): 2024-2030.

Plotnikoff R C, Trinh L, Courneya K S, et al, 2009. Predictors of aerobic physical activity and resistance training among Canadian adults with type 2 diabetes: an application of the protection motivation theory[J]. Psychology of Sport and Exercise, 10 (3): 320-328.

Reagan P A, Brookins F J, 2002. Community Health in the 21st Century[M]. San Francisco: Benjamin Cummings: 1-7.

Richard Hobbs F D, Bankhead C, Mukhtar T, et al, 2016. Clinical workload in UK primary care: a retrospective analysis of 100 million consultations in England, 2007-14[J]. Lancet, 387(10035): 2323-2330.

Rogers R W, Cacioppo J T, Petty R, 1983 . Cognitive and physiological processes in fear appeals and attitude change: A revised theory of protection motivation[M]//Cacioppo J, Petty R. Social Psychophysiology. New York: Guilford Press, 153-177.

Sirdifield C, Caballero A G, Windle K, et al, 2016. Comparing importance and performance from a patient perspective in English general practice: a cross-sectional survey[J]. Family Practice, 33(2): 179-185.

Szafran O, Kennett S L, Bell N R, et al, 2019. Interprofessional collaboration in diabetes care: perceptions of family physicians practicing in or not in a primary health care team[J]. BMC Family Practice, 20 (1): 44.

Tong S T, Makaroff L A, Xierali I M, et al, 2013. Family physicians in the maternity care workforce: factors influencing declining trends[J]. Maternal and Child Health Journal, 17 (9): 1576-1581.

Torppa M A, Kuikka L, Nevalainen M, et al, 2016. Family physician experiences with and needs for clinical supervision: associations between work experiences, professional issues and social support at work[J]. Patient Education and Counseling, 99 (7): 1198-1202.

Wakasugi M, Kazama J J, Yamamoto S, et al, 2013. A combination of healthy lifestyle factors is associated with a decreased incidence of chronic kidney disease: a population-based cohort study[J]. Hypertension Research, 36 (4): 328-333.

Wozniak L, Soprovich A, Rees S, et al, 2015. Contextualizing the effectiveness of a collaborative care model for primary care patients with diabetes and depression (teamcare): a qualitative assessment using RE-AIM[J]. Canadian Journal of Diabetes, 39 (Suppl 3): S83-S91.

Xierali I M, Puffer J C, Tong S T C, et al, 2012. The percentage of family physicians attending to women's gender-specific health needs is declining[J]. Journal of the American Board of Family Medicine, 25 (4): 406-407.

Yan R H, Wang Y, Bo J, et al, 2017. Healthy lifestyle behaviors among individuals with chronic obstructive pulmonary disease in urban and rural communities in China: a large community-based epidemiological study[J]. International Journal of Chronic Obstructive Pulmonary Disease, 12: 3311-3321.

Zhong X, Hoonakker P, Bain P A, et al, 2018. The impact of e-visits on patient access to primary care[J]. Health Care Management Science, 21 (4): 475-491.